供智慧健康养老服务与管理、
老年保健与管理等专业用

主编 尹守峰 张桃艳

LAONIAN JIANKANG PINGGU

老年健康评估

苏州大学出版社
Soochow University Press

内容简介

本教材共分六个项目，包括认识老年人健康、老年人一般医学评估、老年人躯体功能评估、老年人心理健康评估、老年人社会健康评估、常见老年综合征的评估。本教材立足于老年人健康评估的岗位技能需求，项目前有学习目标和案例导入，启发学生思维；融合思政案例，合理渗透职业意识；正文中穿插知识链接，拓宽学生视野，增加学生信息量；项目后面附有思考题，帮助学生进一步巩固和强化相应的内容，特别是重点和难点内容。

本书可供高等职业教育智慧健康养老服务与管理、老年保健与管理、老年护理等相关专业使用。

图书在版编目（CIP）数据

老年健康评估 / 尹守峰，张桃艳主编 . —苏州：
苏州大学出版社，2023.7（2025.1重印）
ISBN 978-7-5672-4392-7

Ⅰ.①老… Ⅱ.①尹… ②张… Ⅲ.①老年人—健康
状况—评估 Ⅳ.① R161.7

中国国家版本馆 CIP 数据核字（2023）第 085784 号

书　　名：老年健康评估

主　　编：尹守峰　张桃艳
责任编辑：赵晓嬿
装帧设计：吴　珏

出版发行：苏州大学出版社（Soochow University Press）
社　　址：苏州市十梓街 1 号　　　邮编：215006
网　　址：www.sudapress.com
E-mail：sdcbs@suda.edu.cn
印　　装：广东虎彩云印刷有限公司
邮购热线：0512-67480030　　　销售热线：0512-67481020
网店地址：https://szdxcbs.tmall.com/（天猫旗舰店）

开　　本：787 mm×1 092 mm　1/16　印张：13　字数：309 千
版　　次：2023 年 7 月第 1 版
印　　次：2025 年 1 月第 3 次印刷
书　　号：ISBN 978-7-5672-4392-7
定　　价：45.00 元

凡购本社图书发现印装错误，请与本社联系调换。服务热线：0512-67481020

《老年健康评估》编写组

主　编　尹守峰（济南护理职业学院）
　　　　张桃艳（济南护理职业学院）

副主编　潘　慧（济南护理职业学院）
　　　　潘　虹（济南护理职业学院）
　　　　张　男（济南市社会福利院）
　　　　刘晓涵（济南护理职业学院）

编　者　（按姓氏音序排列）
　　　　蔡成美（济南护理职业学院）
　　　　丁宁龙（济南护理职业学院）
　　　　付增瑞（济南护理职业学院）
　　　　郭　蔚（济南护理职业学院）
　　　　侯玉华（济南护理职业学院）
　　　　黎　霞（历城养老服务中心）
　　　　李　丛（济南护理职业学院）
　　　　李　慧（济南护理职业学院）
　　　　刘晓涵（济南护理职业学院）
　　　　潘　虹（济南护理职业学院）
　　　　潘　慧（济南护理职业学院）
　　　　田增怀（山东济南养老服务中心）
　　　　王　蕾（济南市社会福利院）
　　　　王倩倩（济南护理职业学院）
　　　　杨潇潇（济南护理职业学院）
　　　　杨雪莹（济南护理职业学院）
　　　　尹守峰（济南护理职业学院）
　　　　张　男（济南市社会福利院）
　　　　张桃艳（济南护理职业学院）
　　　　周　越（济南护理职业学院）

前言
PREFACE

　　根据 2020 年第七次全国人口普查数据显示，我国 60 岁及以上人口占总人口的 18.7%，其中 65 岁及以上人口占总人口的 13.5%，老龄化形势严峻。随着人口老龄化趋势的加快，提高老年人的生活质量，保障老年人的身心健康，成为养老照护人员不可推卸的责任。党的二十大提出，实施积极应对人口老龄化国家战略，发展养老事业和养老产业，优化孤寡老人服务，推动实现全体老年人享有基本养老服务。

　　在老年康养照护人才的培养过程中，老年人健康评估能力是核心的照护技能之一。养老照护人员须从全面关注与老年人健康和功能状况相关的问题入手，从身体功能、健康状况、精神心理、社会支持、经济情况、生活质量等多个层面对老年人进行全面综合评估。老年健康评估现已成为老年康养照护服务相关研究、教学与实践中必不可少的重要内容之一。

　　自智慧健康养老服务与管理专业开设以来，老年健康评估课程教材的选用困扰了许多教师，原有的一部分教材或偏重老年医学，或内容不完整。本教材的编写基于养老机构中照护类岗位的工作内容和典型工作流程分析，设置学习情境及学习任务，紧扣养老照护的岗位技能需求；涵盖老年健康评估的内容，贯通老年人医学评估、生活活动能力评估、认知能力评估、精神状态评估等全面综合的评估技术；力求体现"岗课赛证"融通，由专业教师、行业专家共同参与编写，教学内容紧跟行业发展，将技能大赛标准、1+X 职业证书标准融入教材内容，达到书证融通、赛证融通；深入挖掘教材中所蕴含的课程思政元素，明确每个项目的素质目标，贯彻落实立德树人根本任务。

　　希望本书能对老年康养照护人才的培养起到推动作用，这将是编者们的共同心愿。由于老年康养行业的发展日新月异，加之编写时间有限，教材编写难免存在不当之处，请广大读者惠予指正，谨致谢意。

目录

项目六　常见老年综合征的评估

认识老年人健康

【学习目标】

1. 素质目标

具有尊老、助老意识和较强的人际沟通能力，关爱老年人。

2. 知识目标

（1）掌握老年人健康标准、老年人健康史采集的内容；

（2）熟悉老龄化概念、老年人健康史采集的技巧与方法；

（3）了解健康的概念与分类。

3. 能力目标

能运用所学理论对老年人进行健康史的采集。

随着老龄化社会的加速发展，老年人口的比例在不断增加，随之而来的与老龄化相关的老年健康问题逐步凸显出来，且随着医学模式的转变及老年健康观的改变，满足老年人的健康需求逐渐成为大众关注的焦点。健康对每一个人都非常重要，而对于历尽人生艰辛、饱经岁月沧桑的老年人来说，健康更是弥足珍贵。

任务一　认识老龄化

老龄化有两种含义：一是指老年人口相对增多，在总人口中所占比例不断上升的过程；二是指社会人口结构呈现老年状态，即进入老龄化社会。国际上通用的标准是，一个国家或地区60岁以上人口占到人口总数的10%，或65岁以上人口占到人口总数的7%，即意味着这个国家或地区进入老龄化社会。按此标准，上海与北京分别于1979年和1989年正式步入老龄化城市的行列，全国于1999年正式步入老龄化社会。2020年，第七次全国人口普查结果显示，目前我国60岁及以上人口有2.6亿人，占总人口的比重达到18.7%，其中65岁及以上人口占总人口的比重达到13.5%，预计2035年60岁及以上人口将突破4亿人，在总人口中的占比超过30%。

老龄化有不同的概念，国际上通用的老龄化概念有通常老龄化、健康老龄化、积极老龄化和成功老龄化等。

一、通常老龄化

通常老龄化（usual aging）即自然老龄化。通常老龄化的老年人功能尚好，但有疾病、功能丧失和早逝风险，常有血压升高、腹部脂肪堆积、一个或多个生理过程恶化的表现。

二、健康老龄化

健康老龄化（healthy aging）是从生命全过程的角度来阐述的，是指从生命早期开始，对所有影响健康的因素进行综合、系统的干预，营造有利于老年人健康的社会支持和生活环境，达到延长老年人的健康预期寿命、维护老年人的健康功能、提高老年人的健康水平的目的。也就是说，健康老龄化就是要在社会老龄化的背景下，通过全社会的共同努力，尽可能改善老年群体的生活和生命质量，使老年人身心健康地度过晚年，实现健康长寿的美好夙愿。

随着医学进步和社会发展，人的预期寿命显著增加，健康老龄化的定义和标准也在不断地演变和完善，健康老龄化应以老年人的躯体和心理无疾病为基础，以具备完好的躯体和认知功能为前提，并具有一定的社交能力，能为社会做出一定的贡献，能积极应对生活，主观上生活幸福满意。建立符合我国国情和文化的健康老龄化标准是改善老年人健康状况和提高生活质量的基础和前提。

目前认为健康老龄化至少应该从老年人的躯体疾病（一般医学评估）、躯体功能、认知功能、情绪情感、社会参与和自我感受等方面予以评价。要想全面、科学地认识健康老龄化，需要理解和掌握以下6个要点：

（1）健康老龄化的宗旨是使老年群体中大多数人能健康长寿，以达到健康预期寿命逐步提高。

（2）健康老龄化的目标不仅仅是使老年人长寿，更重要的是老年人生命质量的提高。

（3）健康老龄化是要实现"以疾病为中心"向"以健康为中心"服务理念的转变，

充分考虑到社会、经济和文化等方面对健康的影响。

（4）健康老龄化体现"全人"的理念，健康老龄化是与各个年龄段的人群以及各行各业都有关系的一项全民保健的社会系统工程，需要全民长期不懈地努力才能逐步实现。

（5）健康老龄化需要用"全程"的观点来认识。人口老龄化是一个过程，老年人的健康状况是其从婴幼儿、青少年、成年到老年各阶段所有制约健康因素最综合、最集中和最终的表现，要从个体和群体增龄的过程中认识老年人群的健康状况的前因后果、来龙去脉及发展趋势。健康老龄化是一项系统的、长期的健康工程，应历史地、全面地认识老年人的健康，它同每个人的每一个成长阶段都息息相关。

（6）健康老龄化是人类面对人口老龄化的挑战，是建立在科学认识老龄化问题的基础上而提出的一项战略目标和战略决策。对我国而言，实现健康老龄化是实现健康中国战略的一个重要组成部分。

三、积极老龄化

积极老龄化（active aging）是指人到老年时，为了提高生活质量，使健康、参与和保障的机会尽可能达到最佳而采取的一系列健康计划与行动。它既包含了健康老龄化的意思，又表达了比健康老龄化更加广泛的含义，它是以承认老年人的权利、尊严、自我实现为基础的。

积极老龄化的概念由世界卫生组织于1999年提出，与联合国当时提出的"独立、参与、尊严、照料和自我实现"原则相呼应，"积极"强调的是继续参与社会、经济、文化、精神和公益事务，而不仅仅是体力活动的能力或参加劳动。积极老龄化既适用于老年个体，也适用于老年群体。它让人们认识到自己一生中在体力、社会及精神方面的潜能，并按照自己的需求、愿望和能力去参与社会活动，而且当他们需要帮助时，还能获得充分的保护、保障与照料。

四、成功老龄化

成功老龄化（successful aging）是指能够同时满足以下三个条件的老年人：① 发生疾病与功能丧失的危险性低；② 具有高水平的心理和身体功能状态；③ 生活充实，富有活力。

 知识链接

人口老龄化

人口老龄化（又称人口老化或人口高龄化、老龄化社会）已成为各个发达国家和部分发展中国家存在的一种社会现象，预计到2050年，全球老年人口会达21亿。

第七次全国人口普查数据显示，截至2021年9月，全国有149个市已进入深度老龄化，东北三省36个地级市已经全部进入深度老龄化。

2022年10月16日，党的二十大报告中指出，实施积极应对人口老龄化国家战略，发展养老事业和养老产业，优化孤寡老人服务，推动实现全体老年人享有基本养老服务。

任务二 认识老年人健康标准

一、健康的概念

1948 年，世界卫生组织在其宪章中首次提出健康的概念，即健康是指身心没有疾病，而且身体上、精神上和社会适应上处于完好状态，即健康不仅仅是躯体健全没有疾病，而且还要心理健康、社会适应状态良好。

1989 年，世界卫生组织以更高标准提出健康人体的概念，即健康人体不仅指无疾病及虚弱现象，而且是躯体健康、心理健康、社会适应健康及道德健康完美结合的个体，是处于营养、功能、生理、精神动态平衡状态的个体。这一概念的提出使人们对健康的认识日趋清晰。

二、老年人健康的标准

（一）中国健康老年人标准

1982 年，中华医学会老年医学分会提出：健康老年人是指主要的脏器没有器质性病理改变的老年人。1995 年，依据医学模式从生物医学模式向生物-心理-社会医学模式转变的要求，中华医学会老年医学分会又对这一标准进行了补充修订。伴随社会进步和疾病谱的变化，2013 年，中华医学会老年医学分会发布《中国健康老年人的标准》。

（1）重要脏器的增龄性改变未导致功能异常，无重大疾病，相关高危因素控制在与其年龄相适应的达标范围内，具有一定抗病能力。

（2）认知功能基本正常，能适应环境，处事积极乐观，自我满意或自我评价良好。

（3）能恰当处理家庭和社会人际关系，积极参与家庭社会活动。

（4）日常生活活动正常，生活自理或基本自理。

（5）营养状况良好，体重适中，保持良好的生活方式。

对 2013 年中华医学会老年医学分会版《中国健康老年人的标准》的具体注解如下。

（1）本标准适用于年龄 ≥ 60 岁人群，老年人指年龄为 60～79 岁人群，高龄老年人指年龄 ≥ 80 岁人群。

（2）相关高危因素指心脑血管疾病的相关危险因素，主要有高血压、糖尿病、血脂紊乱。① 老年人血压范围：血压正常为 < 140/90 mmHg，其中高龄老年人应不低于 120/60 mmHg，高血压（除年龄外无其他危险因素和病史）患者降压目标值 < 150/90 mmHg，其中高龄老年人应不低于 130/60 mmHg。② 老年人糖化血红蛋白（HbA1c）百分比范围：血糖正常者为 5.0%～6.5%；糖尿病（无糖尿病慢性并发症）患者为 6.0%～7.0%。③ 老年人血脂范围：总胆固醇（TC）为 3.1～6.2 mmol/L，低密度脂蛋白胆固醇为（LDL-C）1.8～3.9 mmol/L，高密度脂蛋白胆固醇（HDL-C）> 1.0 mmol/L，甘油三酯（TG）为 0.8～2.3 mmol/L。

（3）简易精神状态检查表（MMSE）评分参考：总分在 27～30 分为正常，< 27 分为认知功能障碍。按文化程度区分，文盲 < 17 分、小学 < 20 分、中学及以上 < 22 分为痴呆。

（4）老年抑郁量表（GDS）：0～9分，属正常；10～19分，为轻度抑郁；20～30分，为重度抑郁。

（5）基础性日常生活活动能力（BADL）量表：总分100分，达到100分为正常，高龄老年人达到95分为正常。

（6）体质量适中：体重指数（BMI）[体重（kg）/ 身高^2（m^2）] 22.0～25.0 kg/m^2。

（7）良好生活方式：不吸烟，慎饮酒，合理膳食搭配，坚持科学锻炼。

（二）世界卫生组织的老年人的健康标准

世界卫生组织从老年人躯体表现和处理事务能力方面制定了老年人的健康标准：

（1）精力充沛，能从容不迫地担负日常生活和繁重工作，而且不感到过分紧张疲劳。

（2）处事乐观，态度积极，乐于承担责任，事无大小，不挑剔。

（3）善于休息，睡眠好。

（4）应变能力强，能适应外界环境各种变化。

（5）能够抵抗一般性感冒和传染病。

（6）体重适当，身体匀称，站立时头、肩、臂位置协调。

（7）眼睛明亮，反应敏捷，眼睑不发炎。

（8）牙齿清洁，无龋齿，不疼痛，牙龈颜色正常，无出血现象。

（9）头发有光泽，无头屑。

（10）肌肉丰满，皮肤有弹性。

三、老年人健康的分级

根据我国2013年健康老年人的标准和多家老年健康服务机构的研究，一般将老年人健康状况分为7级，分别是健康、亚健康、慢病、急危重症、病损、失能和临终。

（一）健康老年人

（1）无任何明确诊断的躯体疾病，生活可以自理。

（2）社会适应能力良好，有一定兴趣爱好，心理状态正常，自我满意，自我认可，自我肯定，无抑郁、焦虑等心理疾病，能够正常参加社会活动。

（3）经济条件可以满足自身需求，社会经济支持力良好。

（二）亚健康老年人

（1）存在一些身体不适症状，介于正常和疾病之间，但无明确诊断，有时需要药物治疗，存在潜在患病风险。

（2）心理状态尚可，无明显抑郁、焦虑倾向，自我满意度较高，能够参与一些社会活动，有较好的社会适应能力。

（3）生活质量较好，经济条件尚可，具备一定经济支持力。

（三）慢病老年人

（1）存在明确诊断的慢性病史，需要较长时间药物治疗，无急危重症疾病出现，病情较平稳，无须住院治疗，生活基本自理。

（2）存在一种以上老年综合征表现，如跌倒、痴呆、尿失禁。出现一种以上老年照护问题，如压力性损伤、失眠、听力障碍、视力障碍。

（3）心理状态较差，产生抑郁、焦虑问题。社会参与度较低，社会适应能力减弱。

（四）急危重症老年人

急危重症具有明确诊断依据，对生命造成威胁，需要立即治疗。出现一种或以上重要器官或系统的急性病变；出现一种或以上明确诊断的重要脏器急性功能衰竭；出现一种或以上临床危象，如高血压危象、糖尿病危象、甲状腺功能亢进危象；有过严重疾病史且尚未完全康复的老年人；其他严重威胁老年人生命的疾病。

（五）病损老年人

病损是指疾病造成身体功能的损害，而这种损害是可恢复或可代偿的，经过康复治疗一般可以恢复完全自理或基本自理。

具备以下前两项及其他任何一项都可以认定为病损：① 因急危重症入院治疗，身体功能尚未完全恢复；② 具有功能恢复的潜在性，经过康复治疗后可能实现完全自理或基本自理；③ 因手术或外伤，切除了部分脏器，如胃、肾脏、肝脏，但是经过身体功能的代偿或辅助康复器具的使用，生活能够自理；④ 存在某种身心功能缺陷，如视力残疾、听力残疾等，但是可以通过使用康复辅具来实现生活自理；⑤ 存在其他情况，但不影响生活自理。

（六）失能老年人

失能老年人是指丧失自理生活能力的老年人，部分丧失的称为半失能，完全丧失的称为完全失能。

具备以下前两项及其他任何一项都可以认定为失能：① 经日常生活活动评估，分为轻度、中度、重度、极重度失能者；② 生活不能自理，需要提供长期照护服务的；③ 心理状态欠佳，存在严重抑郁、焦虑、自杀倾向等心理问题；④ 长期卧床，具有一定程度的老年综合征表现；⑤ 具有一定认知功能障碍，基本无社会参与。

（七）临终老年人

具备以下前两项及其他任何一项都可以认定为老年人处于临终状态：① 被确诊患有难以治愈性疾病；② 经老年人综合能力评估和生存期预测评估，预期寿命在3～6个月；③ 患恶性肿瘤，且处于晚期；④ 脑卒中并伴有严重并发症，生命处于危急状态；⑤ 衰老并伴有多种慢性疾病；⑥ 患严重心肺疾病且病情危重；⑦ 多器官功能障碍且病情危重；⑧ 有其他处于濒死状态的情形，如禁食、大小便失禁、目光呆滞、指甲变黑、呼吸困难或微弱。

知识链接

老年人日

为引起对人口老龄化问题的重视，1990年12月14日，联合国大会通过决议，决定从1991年起每年的10月1日为"国际老年人日"。1992年，第47届联合国大会通过《世界老龄问题宣言》，并将1999年定为"国际老年人年"。2002年，第二次老龄化问题世界大会通过了《马德里老龄问题国际行动计划》，以应对21世纪人口老龄化带来的挑战，促进多年龄社会的发展。

任务三　老年人健康史采集

老年人的健康史是指老年人过去和现在的健康状况，老年人对自身健康的认识，以及日常生活能力和社会活动能力等方面的资料。

一、老年人健康评估原则

老年人由于生理功能的衰退、感官功能的缺损及认知功能的改变，接收信息和沟通的能力均有所下降，因此照护人员应注意正确应用语言性和非语言性的沟通技巧，通过观察、询问及体格检查获得正确的评估资料，准确判断老年人的健康状况及功能状态，评估时需要遵循以下评估原则。

（一）准确掌握老年人身心变化特点

1. 老年人身体变化

老年人的身体变化包括生理性改变和病理性改变。生理性改变是指随着年龄的增长，机体必然发生的分子、细胞、器官和全身各系统的各种退行性改变。病理性改变则是指由生物、物理或化学因素所导致的老年性疾病引起的变化。在多数老年人身上，这两种变化往往同时存在，相互影响，这就需要照护人员正确评估，区分由年龄增长引起的正常老化和现存/潜在的健康问题，并采取适宜的措施予以干预。

2. 老年人心理变化

步入老年期，在应对各种生活事件的过程中，老年人常出现一些较为特殊的心理活动，表现出一些老年个性心理特征。认知方面，不同年龄阶段的老年人，均会出现不同程度的认知功能障碍；智力方面，反应速度减慢，知觉整合能力、近事记忆力及注意力等下降更为明显；思维方面，个体差异较大；性格或个性方面，会因孤独、任性、把握不住现状而产生怀旧、焦虑、烦躁；老年人的情感与意志变化相对稳定。

（二）正确解读辅助检查结果

辅助检查可以帮助判断老年人身体是否正常，是诊断老年疾病的重要依据。以下3种情况可引起老年人辅助检查结果异常：① 由疾病引起的异常改变；② 正常的老年期变化；③ 受老年人服用的某些药物的影响。照护人员应正确解读老年人的辅助检查数据，结合病情变化，确认辅助检查结果的异常是生理性改变，还是病理性改变所致，并采取适当的处理方式，避免因延误诊断或处理不当造成严重后果。

（三）注意老年患者症状和体征的非典型性

由于机体形态改变和功能衰退，老年人感受性降低，对于疼痛和疾病的反应会变得不敏感，故病症容易被忽略。加上很多老年人多种疾病同时存在，一种疾病的症状可能被另一种疾病所掩盖，发病后往往没有典型的症状和体征。例如，本来应有高热反应的疾病在老年人身上却因反应减弱而表现为低热或不发热。阑尾炎导致穿孔的老年人，临床表现可能没有腹膜炎体征，或仅主诉轻微疼痛。这些非典型性临床表现的特点，给老年人疾病的诊治带来了一定的困难，容易出现漏诊、误诊。

二、健康史采集方法与技巧

交谈（interview）是采集健康史信息最重要的手段。通过交谈了解老年人疾病的发生发展、诊治经过及目前存在的主要健康问题，还可了解老年人的心理、家庭状况和经济状况及社会功能等。交谈时要注重交谈技巧的运用，建立良好的信任关系，有效获取老年人的相关健康资料和信息。成功的交谈是确保健康史完整、准确的关键，是每位照护人员必须掌握的基本功。

（一）交谈方式

1. 开放式交谈

提出的问题没有可供选择的答案，老年人可对有关问题进行详细的描述，如"您一般在什么时候疼痛""您最近的饮食情况如何"。其缺点是如果照护对象偏离主题，甚至离题太远会占用大量时间。

2. 闭合式交谈

提出的问题可用简单的一两个词或"是/否"回答，如"年龄""您吸烟吗"等。其缺点是不利于老年人充分表达自己的感受及提供全面的信息，使收集的资料不够全面、准确，若使用过多，还可使照护对象产生压抑感，不利于交谈。

（二）交谈技巧

1. 称呼与介绍

首先，要有礼貌地称呼对方，可根据老年人的年龄、性别、职业、文化背景不同而有所选择。其次，要做自我介绍，并说明交谈的目的，即采集有关老年人身体、心理健康的信息，获得有关个人和社会背景的资料，以使老年人的照护计划个体化，并承诺对病史内容予以保密，这些举措对顺利进行交谈十分重要。

2. 交谈顺序

交谈一般从主诉开始，有目的、有顺序地进行，应先选择易于回答的开放性问题，如"您哪里不舒服""您发热多长时间啦"，然后耐心地听老年人叙述，再通过一系列问题深入了解疾病的原因、经过、有关症状等。

3. 交谈的时间

一般在老年人入院事项安排就绪后进行，时间以 20～30 min 为宜，不宜在老年人就餐或其他不便时间内进行，危重老年人则须在病情稍稳定后进行。

4. 追溯症状

交谈中注意主诉和现病史中症状或体征出现的时间顺序，问清症状出现的确切时间，跟踪从首发症状至目前的演变过程。根据时间顺序追溯症状的演变，了解使病情减轻或加重的因素，以避免遗漏重要的资料。

5. 避免诱问

提问中应避免套问或诱问，以免老年人顺口称"是"，影响病史的真实性，如"您是下午发热吗"，可以改为"您一般在什么时间发热"；同时也应避免医学术语，如"里急后重""持续性疼痛""阵发性加重"等，以免老年人难以理解，无法回答。

6. 交谈主题

交谈中经常遇到照护对象偏离主题或试图避免谈及某项问题等的情况，此时应运用相应的技巧帮助对方回到原来的主题，并就重点问题开展描述，断然中断交谈或改变话题是很不礼貌的行为，会令对方感觉不舒服甚至产生敌对情绪而使交谈无法进行，如"我很愿意在稍后的时间与您讨论这些问题，现在先请您谈谈这次胸痛的情况好吗"。

7. 交谈的态度

会谈过程中，照护人员应对老年人的回答显示出感兴趣和关心，对老年人的陈述表示理解、认可和同情。当老年人回答不确切时，要耐心启发，注意给老年人充分的时间回答问题，如"请再想一想，还有哪些不舒服"等。

8. 非语言沟通

交谈时照护人员应注意非语言的沟通，如始终保持与老年人眼睛的接触，必要的手势及良好的体态语言，适时点头或应答，否则会使老年人感到交谈者对其回答的内容不感兴趣，漫不经心，从而影响交谈。

三、健康史采集内容

（一）基本资料

基本资料包括老年人的姓名、性别、年龄、婚姻状况、民族、职业、籍贯、家庭住址与联系方式以及文化程度、宗教信仰等。

（二）健康状况

1. 目前的健康状况

目前疾病发生的时间，主要症状有无加重，治疗情况及恢复程度，目前疾病的严重程度，对日常生活能力和社会活动能力的影响。

（1）主诉：目前最明显的症状和体征。主诉要求简明扼要，一般用一到两句话加以概括，并说明症状和体征持续的时间，如"发热咳嗽3天""活动后心慌气短2年"等。

（2）现病史：自患病以来到就诊时疾病的发生、发展过程和诊疗、护理情况，是健康史中的主体部分。其内容主要包括以下几个方面。

① 起病情况：包括发病的时间、起病缓急、病程长短，有无前驱症状或诱因（必要时包括起病前的一些情况）。

② 主要症状（或体征）：询问要点为症状出现的部位、性质、程度、持续时间和发作频率、有无加重或减轻的因素等。例如消化性溃疡，主要症状为上腹痛，其性质为灼痛（或胀痛、隐痛），可持续数日或数周，在数年中反复发作或缓解，秋末春初加重等。

③ 伴随症状：与主要症状同时或随后出现的其他症状，应问清其发生的时间、特点和演变情况，与主要症状之间的关系。对具有鉴别诊断意义的重要阳性和阴性症状（或体征）亦应加以说明。

④ 诊疗和护理经过：发病后曾于何时、在何地做过何种检查，有过何种诊断，接受药物、饮食、精神、心理等治疗的情况及效果。

⑤ 发病以来的一般情况：如精神、食欲、食量、睡眠、大小便、体力和体重的变化等。

⑥ 疾病对老年人生活的影响：老年人对自己目前健康状况的评价，疾病对其生理、心理、社会各方面所带来的影响等，如对日常生活能力的影响，对工作、学习的影响，引起的心理情绪变化以及给家庭带来的负担等。

2. 既往史

既往史是老年人对发病以前的健康问题的了解及评价，特别是与现病史有密切关系的疾病，按时间先后记录。其目的是了解老年人过去主要的健康问题、求治经验及对自身健康的态度。

3. 用药史

用药史是指曾用过哪些药物，包括药物名称、剂型、用药时间、用药方法、剂量及效果与不良反应。这些情况有助于对老年人进行适当的指导，以免用药过量并预防发生药物毒性反应。

4. 成长发展史

不同的年龄阶段有着不同的成长发展任务，个体的成长发展史亦是反映其健康状况的重要指标之一。

（1）成长发育史：主要了解儿童期的生长发育及成长经历情况。

（2）月经史：对老年女性应询问其月经情况，如初潮年龄、月经周期、行经天数、经血的量和颜色、有无痛经、白带情况（多少及性状）、末次月经日期（LMP）及绝经年龄等。

（3）婚姻史：婚姻状况、结婚年龄、配偶健康状况、夫妻关系等。

（4）生育史：包括妊娠与生育次数及计划生育措施等情况。

（5）个人史：出生地、居住地和居住时间（尤其是疫源地和地方病流行地区），受教育程度、经济生活和业余爱好等社会经历；工作类型、工作环境、对工业毒物的接触情况及接触时间等；起居与卫生习惯、饮食的规律与质量；烟酒摄入的时间与摄入量，以及摄入其他异食物和麻醉药品、毒品等情况。

5. 活动能力

活动能力指参与日常活动和社会活动的能力情况，如进食、如厕、沐浴、行走、人际交往、社会关系等。

6. 营养状况

营养状况指有无因消化吸收功能下降发生食欲下降、咀嚼困难、吞咽困难，以及有无因摄食能力下降、肠蠕动缓慢出现营养不良。

7. 家族史

家族史包括有无遗传性疾病，家人的死亡年龄和原因，家庭成员对其关心照顾情况，特别是老伴、子女的状况。

 思政案例

古代著名医家问诊中对患者的态度

唐代名医"药王"孙思邈提出一种观念：作为一名医生，要做到"若有疾厄来求救者，不得问其贵贱贫富，长幼妍媸，怨亲善友，华夷愚智，普同一等，皆如至亲之想"。医生闵自成，仁而好施，丐者盈门——应之不厌。医生赵梦弼，赴人之急百里之外，中夜叩门，无不应者，七八十岁时"犹救以往"。金元时期四大医家之一的朱丹溪，行医时"四方以疾迎候者无虚日"，"无不即往，虽雨雪载途，亦不为止"。

思政元素：启发学生对生命的尊重和敬畏，尊重患者隐私，注重人文关怀、人道主义精神，树立起良好的医德医风观念。

思考题

1. 什么是老龄化？
2. 中国健康老年人的标准是什么？
3. 如何对老年人进行健康史的采集？

项目二
老年人一般医学评估

 【学习目标】

1. 素质目标

（1）树立严谨科学的工作作风；

（2）具有尊老爱老意识、较强的与老年人沟通的能力和团队协作精神。

2. 知识目标

（1）掌握老年人躯体健康状况的评估要点；

（2）熟悉老年人躯体健康状况的临床表现；

（3）了解老年人躯体健康状况的概念、病因。

3. 能力目标

具有对老年人进行身体评估的能力。

 【案例导入】

李奶奶，73岁，2天前因气温突然下降而受凉，出现咳嗽、咳白色黏痰，鼻流清涕、咽喉痛，未予重视；今天咳嗽、咳痰症状加重，并出现高热寒战、头痛、全身疼痛等症状。查体：神清、气稍促，体温为39.3℃，心率为96次/min，血压为152/98 mmHg。肺部听诊：两肺呼吸音粗，未闻及明显啰音。发病以来，食欲差，精神欠佳，大小便正常，睡眠欠佳。诊断为：急性上呼吸道感染。

李奶奶既往患有肝硬化2年、脑出血2年、高血压10年、冠心病10年、类风湿关节炎15年。

请问：如何对李奶奶进行身体评估？

任务一　认识老年人身体评估方法

老年人身体评估是照护人员运用自己的感官或借助于简单的评估工具，了解老年人身体健康状况的评估方法。身体评估的基本方法有视诊、触诊、叩诊、听诊和嗅诊。

一、视诊

视诊是以视觉来观察老年人全身或局部状态的评估方法。全身状态的评估包括发育、营养、体型、体位、意识、表情、面容、步态等方面；局部状态的评估包括皮肤黏膜颜色、头颅大小、胸部外形、腹形、局部包块、搏动等方面。多数情况下视诊通过照护人员的眼睛直接观察即可，必要时需要借助仪器如检眼镜、耳底镜进行观察。视诊最好在自然光线下进行，在观察搏动、肿大的包块、胃肠蠕动波等时须从侧面进行观察。

二、触诊

触诊是照护人员通过触觉来评估老年人被评估部位有无异常的方法。触诊范围可遍及全身，尤以腹部检查最常用。由于手部以指腹和掌指关节掌面的触觉最为敏感，触诊时多用这两个部位。

（一）触诊方法

触诊方法分浅部触诊法和深部触诊法。

1. 浅部触诊法

照护人员将一手轻置于被评估部位，利用掌指关节和腕关节的协同动作，轻柔地进行滑动触摸。此法适用于检查体表潜在病变，如皮肤、关节、软组织、浅部动脉、浅部静脉等。

2. 深部触诊法

照护人员将一手或两手重叠，由浅入深，逐渐加压以达深部。深部触诊适用于评估腹腔病变和腹部器官情况。根据评估目的和手法的不同，深部触诊法又可分为4种：深部滑行触诊法、双手触诊法、深压触诊法、冲击触诊法。

（二）触诊注意事项

1. 触诊前的准备工作

触诊前应向老年人说明触诊的目的和配合方法，触诊时手要温暖轻柔，避免老年人精神和肌肉紧张，影响触诊效果。

2. 站位要正确

照护人员应站在老年人的右侧，面向老年人，老年人取仰卧位，双手自然置于体侧，双腿稍屈，腹肌尽可能放松。

3. 老年人的准备

触诊下腹部时，可根据需要嘱老年人排空大小便，以免影响触诊，或将充盈的膀胱误认为腹腔包块。

三、叩诊

叩诊是照护人员用手指叩击老年人某部位的表面，使之震动而产生声响，根据震动和声响的特点来判断被评估部位的器官状态有无异常的方法。

（一）叩诊方法

由于叩诊的手法与目的不同，叩诊又分间接叩诊法与直接叩诊法。

1. 间接叩诊法

间接叩诊法是广泛采用的方法，基本要领是紧、翘、直、匀、快。照护人员以左手中指第2指节紧贴叩诊部位（紧），其他手指稍抬起，勿与体表接触（翘），以中指指端叩击左手中指第2指节前端，叩击方向与叩诊部位的体表垂直（直），叩诊时以腕关节与掌指关节的活动为主，避免肘关节及肩关节参与活动，叩击后右手立即抬起，叩击力量要匀（均），叩击时动作要灵活、短促、富有弹性（快）。一处叩诊部位，一般只需连叩2~3下。叩诊过程中左手中指第2指节移动时，应抬起并离开皮肤，不可使皮肤移动（图2.1）。

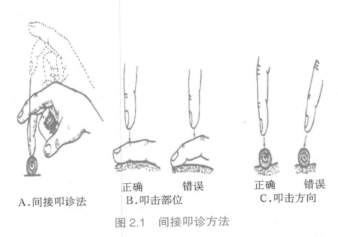

A. 间接叩诊法　　B. 叩击部位（正确　错误）　　C. 叩击方向（正确　错误）

图 2.1　间接叩诊方法

2. 直接叩诊法

直接叩诊法是采用右手中间三指的掌面直接叩击被评估的部位，借叩击的声响和指下的震动感来判断病变的方法。

（二）叩诊音

叩诊音即被叩击部位产生的声响。根据声响的强弱、频率等的不同，叩诊音分为5级，即实音、浊音、清音、过清音和鼓音。各种叩诊音的特点及临床意义见表2.1。

表 2.1　各种叩诊音的特点及临床意义

叩诊音	音响强度	音调	持续时间	正常存在部位	临床意义
实音	最弱	最高	最短	心、肝	大量胸腔积液、肺实变
浊音	弱	高	短	心、肝被肺覆盖部分	肺炎、肺不张、胸膜增厚
清音	强	低	长	正常肺部	无
过清音	更强	更低	更长	正常人不出现	阻塞性肺气肿
鼓音	最强	最低	最长	肺泡区	气胸、肺空洞

（三）叩诊注意事项

1. 叩诊前准备

环境应安静，以免影响对叩诊音的判断。叩诊时应嘱老年人充分露出被叩诊部位，并放松肌肉。

2. 注意对比

注意对称部位声响与震动感的比较。

3. 动作要灵巧与娴熟

叩诊动作要灵活、短促、富有弹性，要紧、翘、直、匀、快。

四、听诊

听诊是照护人员用耳或借助于听诊器听取老年人身体器官发出的声音，以识别正常与病理状态，从而判断健康与否的方法。

（一）听诊方法

1. 直接听诊法

直接听诊法是听诊器问世以前的古老听诊法。照护人员用耳廓直接贴在老年人的体表进行听诊。

2. 间接听诊法

间接听诊法是指采用听诊器进行的听诊。听诊器由耳件、胸件及软管三部分组成。胸件有两种类型：一是钟型，一种是膜型。听诊器对脏器内部的声音可起到放大作用，常用于心、肺、腹部听诊，还可听取血管音、关节活动音、骨摩擦音等。

（二）听诊注意事项

1. 听诊前准备

① 听诊时环境要安静、温暖、避风。寒冷可引起老年人肌束颤动，出现附加音，影响听诊效果。② 听诊时应根据病情嘱老年人采取适当的体位，对衰弱不能起床的老年人，以使用膜型听诊器为佳。

2. 正确使用听诊器

听诊前应注意耳件方向是否正确，管腔是否通畅；胸件要紧贴于被听诊的部位，避免与皮肤摩擦而产生附加音。

五、嗅诊

嗅诊是照护人员用嗅觉来判断来自老年人的异常气味与疾病之间关系的一种评估方法。皮肤、黏膜、呕吐物、排泄物、脓液或血液等均可发出异常气味。

任务二 一般状态评估

一般状态评估是对老年人全身状况的概括性观察。评估方法以视诊为主，有时需要配合触诊、听诊进行。评估内容包括生命体征、发育与体型、营养状态、意识状态、面容、体位、步态等方面。

一、生命体征

生命体征是评价生命活动存在与否及其质量的重要指标，是进行身体状况评估时必须检查的项目之一，包括体温、脉搏、呼吸和血压。

（一）体温

体温（temperature，T）是指人体内部的温度，通过测量体表的温度来反映体温的变化，体温的异常变化是很多疾病的重要表现之一。体温测量使用体温计，采用摄氏单位记录。常用的体温测量方法有口测法、肛测法和腋测法。

（1）参考范围：口测法 36.3～37.2 ℃；肛测法 36.5～37.7 ℃；腋测法 36.0～37.0 ℃。

（2）临床意义：正常体温在不同个体之间稍微有差异，并且因受昼夜节律、年龄、运动、进餐、性别、情绪、环境温度等内外因素的影响而稍有波动，但一昼夜上下波动范围一般不会超过 1 ℃。体温高于正常称为发热，具体内容见项目二任务三中的"发热"部分。体温低于正常称为体温过低，主要见于休克、甲状腺功能减退、严重营养不良或在低温环境下暴露时间过久等。

（二）脉搏

脉搏（pulse，P）是指动脉脉搏，脉搏的变化可反映心脏跳动的速度和节律。评估时主要触诊浅表动脉，最常选用桡动脉，特殊情况下可触诊肱动脉、股动脉、颈动脉或者足背动脉等，测量时必须注意脉搏的脉率、脉律、紧张度和动脉壁弹性、强弱及波形。

1. 脉率

脉率指每分钟脉搏的次数。正常成年人脉率在清醒、安静的情况下为 60～100 次/min，超过 100 次/min 为脉率增快，低于 60 次/min 为脉率减慢。各种生理、病理情况或药物影响均可使脉率增快或减慢。生理情况下，老年人脉率稍慢，女性和儿童脉率较快，3 岁以下儿童的脉率多在 100 次/min 以上；情绪激动、运动等可使脉率增快。病理状态下，发热、贫血、甲状腺功能亢进、快速型心律失常或者休克时，脉率增快；颅内压增高、甲状腺功能减退或者缓慢型心律失常时，脉率减慢。正常情况下脉率与心率一致，某些心律失常如心房颤动或频发期前收缩时，脉率可慢于心率。在这种情况下，测量脉率时，应同时计数心率。

2. 脉律

脉律指脉搏的节律，基本上能够反映心脏搏动的节律。正常人脉律规则，但在正常儿童、青少年或者一部分成年人身上，可见到窦性心律不齐，其表现是吸气时脉搏增快，呼气时减慢。心律失常时脉律不规则，如心房颤动时脉律绝对不规则。

3. 紧张度和动脉壁弹性

脉搏的紧张度与动脉硬化的程度有关。可依据手指按压桡动脉所施加的压力和感知觉来估计血管的弹性。正常人动脉管壁柔软、光滑，并且有一定的弹性。如果将桡动脉压紧，虽然远端手指触不到动脉搏动，但可触及条状动脉的存在，并且硬而缺乏弹性，好像呈条索状、迂曲或呈结节状，提示动脉硬化。

4. 强弱

脉搏的强弱与心输出量、脉压及外周血管阻力相关。脉搏增强见于高热、甲状腺功能亢进或者主动脉瓣关闭不全等。脉搏减弱见于心力衰竭、主动脉瓣狭窄或者休克等。

5. 波形

脉搏波形指脉搏的形态变化，临床常见的异常脉搏波形有以下几种。

（1）水冲脉：脉搏骤起骤落，急促有力，提示脉压增大。水冲脉常见于甲状腺功能亢进、严重贫血或者主动脉瓣关闭不全等。握紧患者手腕掌面，将其前臂高举过头部，可明显感觉到这种异常的脉搏波形。

（2）奇脉：吸气时脉搏明显减弱或消失，又称吸停脉。奇脉常见于大量心包积液、缩窄性心包炎等，由于心脏舒张受限，吸气时体静脉血液向右心房回流受限，右心室排血量不能补偿吸气时的肺循环容量增加量，导致肺静脉血液回流入左心房减少，因而左心室排血量也随之减少，使脉搏减弱。

（3）交替脉：指节律规则而强弱交替出现的脉搏，是左心室收缩强弱交替的结果，也是早期左心功能不全的重要体征之一。交替脉常见于高血压心脏病、急性心肌梗死导致的心力衰竭等。

（三）呼吸

呼吸（respiration，R）是非常重要而且直观的生命体征之一，有节律的自主呼吸提示生命体征的存在，若呼吸停止则可说明生命即将停止或已经停止。

1. 呼吸运动

呼吸运动的类型包括胸式呼吸和腹式呼吸。女性以胸式呼吸为主，成年男性及儿童则以腹式呼吸为主。胸式呼吸减弱可见于肺炎、重症肺结核、胸膜炎、肋间神经痛及肋骨骨折等；腹式呼吸减弱可见于腹膜炎、大量腹腔积液、肝脾极度肿大、腹腔内巨大肿瘤及妊娠晚期等。

2. 呼吸频率与深度

正常成年人静息状态下，呼吸频率为 12～20 次 / min，呼吸频率与脉搏之比为 1:4；新生儿呼吸频率约为 44 次 / min，呼吸频率随着年龄增长而逐渐减慢。

（1）呼吸频率异常。① 呼吸过缓：呼吸频率低于 12 次 / min，见于镇静剂或麻醉剂过量、颅内压增高等。② 呼吸过速：呼吸频率超过 20 次 / min，见于发热、疼痛、贫血、甲状腺功能亢进及心力衰竭等。一般情况下体温每升高 1 ℃，呼吸频率约增加 4 次 / min。

（2）呼吸深度异常。① 呼吸深快：可见于剧烈运动、情绪激动或者过度紧张等，糖尿病酮症酸中毒和尿毒症酸中毒也可出现深长而快的呼吸，又称库斯莫尔（Kussmaul）呼吸。② 呼吸浅快：常见于肥胖、呼吸肌麻痹、严重腹胀、大量腹腔积液、肺炎、胸膜炎及胸腔积液等。

3. 呼吸节律

静息状态下，正常成年人呼吸均匀、节律规则。病理状态下，可出现呼吸节律的变化，具体内容见项目二任务三中的"呼吸系统躯体检查评估"部分。

（四）血压

血压（blood pressure，BP）是指血管内的血液对单位面积血管壁产生的侧压力，通常指动脉血压。心室收缩时，主动脉内压力在收缩中期达到最高值，称为收缩压；心室舒张时，主动脉内压力在舒张末期达到最低值，称为舒张压；收缩压与舒张压之差称为脉压。

1. 血压标准

血压水平的定义和分类见表 2.2。

表 2.2　血压水平的定义和分类

类别	收缩压 / mmHg	舒张压 / mmHg
正常血压	＜ 120 和	＜ 80
正常高值	120～139 和 / 或	80～89
高血压	≥ 140 和 / 或	≥ 90
1 级高血压（轻度）	140～159 和 / 或	90～99
2 级高血压（中度）	160～179 和 / 或	100～109
3 级高血压（重度）	≥ 180 和 / 或	≥ 110
单纯收缩期高血压	≥ 140 和	＜ 90

注：当患者的收缩压与舒张压分属不同级别时，以较高的分级为准；单纯收缩期高血压也可按照收缩压水平分为 1、2、3 级。

2. 血压变化的临床意义

新生儿血压为（50～60）/（30～40）mmHg，成年期后血压随年龄的增长而略增，一般男性比女性略高，这种性别差异在老年期会减小。由于体质、情绪激动、气温或者运动等多种因素均可影响血压测量的数值，所以需要根据多次测量的结果综合判断。常见血压变化的临床意义如下。

（1）高血压：在安静、清醒的状态下，用标准测量方法，至少 3 次非同日血压的收缩压达到或超过 140 mmHg 和 / 或舒张压达到或超过 90 mmHg 为高血压；如果仅收缩压达到高血压标准，则称为单纯收缩期高血压。高血压绝大多数是原发性高血压，只有约 5% 继发于其他疾病，称为继发性高血压，如慢性肾炎或者肾动脉狭窄等。

（2）低血压：血压低于 90/60 mmHg 为低血压，多见于休克、极度衰弱、急性心肌梗死等。低血压与体位变化有关者则称为体位性低血压。

（3）血压不对称：正常情况下，双侧上肢血压差在 5～10 mmHg。若双上肢血压相差大于 10 mmHg 即为血压不对称，见于血管闭塞性脉管炎、先天性动脉畸形、多发性大动脉炎等。

（4）上下肢血压差缩小：正常时下肢血压高于上肢血压 20～40 mmHg，若下肢血压等于或低于上肢血压，则称为上下肢血压差缩小。上下肢血压差缩小常见于主动脉缩窄、胸腹主动脉型大动脉炎等。

（5）脉压增大：正常成年人脉压为 40～60 mmHg，超过 65 mmHg 则称为脉压增大，见于主动脉瓣关闭不全、甲状腺功能亢进、动脉导管未闭、严重贫血和动静脉瘘等。

（6）脉压减小：脉压低于 30 mmHg 称为脉压减小，常见于主动脉瓣狭窄、心包积液或者严重心力衰竭。

二、发育与体型

（一）发育

发育是以年龄、智力、体格成长状态（包括身高、体重及第二性征）之间的关系来综合评价的，但是受遗传、内分泌、营养代谢、生活条件及体育锻炼等因素的影响。

1. 成年人发育正常的评估指标

双上肢展开后，两中指指端的距离与身高基本一致；胸围等于身高的一半；坐高等于下肢的长度。正常人各年龄组的身高与体重之间存在一定的对应关系。

2. 发育异常

病态发育与内分泌的关系最为密切。在发育成熟前，腺垂体功能亢进的患者可出现体型异常高大，称为巨人症；如发生垂体功能减退，可导致体型异常矮小，称为垂体性侏儒症。在新生儿期，如发生甲状腺功能减退，可导致体型矮小和智力低下，称为呆小病。另外，性激素决定第二性征的发育，性激素分泌减少，可出现第二性征发育异常。

（二）体型

体型是指身体各部发育的外观表现，包括骨骼、肌肉的生长及脂肪分布的状态等。成年人的体型可分为以下 3 种。

1. 无力型（瘦长型）

体高肌瘦、颈细长、肩窄下垂、胸廓扁平，腹上角小于 90°。

2. 正力型（匀称型）

身体各个部分匀称适中，腹上角为 90° 左右，一般成年人多为此种体型。

3. 超力型（矮胖型）

体格粗壮、颈粗短、肩宽平、胸廓宽阔，腹上角大于 90°。

三、营养状态

营养状态与食物的摄入、消化、吸收及代谢等因素密切相关，可作为判断健康和疾病程度的标准之一。营养状态一般比较容易评价，通常根据皮肤、毛发、皮下脂肪及肌肉的发育情况进行综合判断。最简便而迅速的方法是观察皮下脂肪的充实程度，最方便和最适宜的评估部位是前臂屈侧或上臂背侧下 1/3 处。此外，在一定时间内观察体重的变化也可以反映营养状态。

（一）营养状态的分级

营养状态通常分为良好、中等、不良 3 个等级。

1. 良好

黏膜红润，皮肤有光泽且弹性良好，皮下脂肪丰满而有弹性，肌肉结实，指甲、毛发润泽，肋间隙及锁骨上窝深浅适中，肩胛部和股部肌肉丰满。

2. 不良

皮肤黏膜干燥、弹性降低，皮下脂肪菲薄，肌肉松弛无力，指甲粗糙无光泽，毛发稀疏，肋间隙及锁骨上窝凹陷，肩胛骨和髂骨嶙峋突出。

3. 中等

介于良好与不良之间。

（二）营养状态的判断

临床上常以标准体重或体重指数（body mass index，BMI）来判断营养状态。BMI=体重（kg）/身高^2（m^2）。年龄和性别对体重有一定影响，年龄较大的人骨骼、肌肉的重量有所下降。男性骨骼和肌肉的重量往往超过女性，男性脂肪多集中于躯干，特别是腹部，易形成腹型肥胖，而女性脂肪则多集中于臀部和大腿。

国际生命科学学会（International Life Science Institute，ILSI）中国办事处的中国肥胖问题工作组（Working Group on Obesity in China，WGOC），提出了中国人 BMI 标准，BMI=24 为中国成年人超重的界限，BMI=28 为肥胖的界限；男性腰围 ≥ 85 cm，女性腰围 ≥ 80 cm 为腹部脂肪蓄积的界限。中华医学会糖尿病学分会则建议代谢综合征中肥胖的定义为 BMI ≥ 25。

腰臀比目前已被用于判断脂肪分布的类型。女性腰臀比大于 0.9，男性大于 1.0 为不正常，腰臀比异常与不良健康事件的危险性息息相关，其预测价值大于 BMI。

四、意识状态

意识是大脑功能活动的综合表现，即对环境的知觉状态。凡能影响大脑功能活动的疾病均可引起程度不等的意识改变，称为意识障碍。

判断患者的意识状态多采用问诊，对于病情较为严重者，还应进行痛觉试验、瞳孔对光反射等评估。根据意识障碍的程度可将其可分为嗜睡、意识模糊、昏睡、昏迷及谵妄等（见项目二任务五"意识障碍"部分）。

五、面容与表情

面容是指面部呈现的状态，表情是情感的表现。健康人表情自然，神态安逸；患有疾病时出现痛苦、忧愁或疲惫的面容与表情。某些疾病还会出现特征性的面容与表情，对诊断具有重要作用。常见的异常面容有以下几种（图 2.2）。

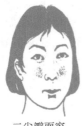 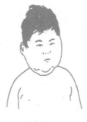 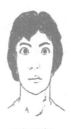 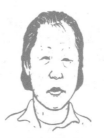

二尖瓣面容　　　　满月脸面容　　　　甲亢面容　　　　黏液水肿面容

图 2.2　常见异常面容

六、体位

体位是指老年人身体所处的状态。体位对某些疾病的诊断具有一定意义。常见体位有自主体位、被动体位、强迫体位。

1. 自主体位

身体活动自如，不受限制，见于正常人、病情较轻或疾病早期老年人。

2. 被动体位

老年人不能自己随意调整或变换身体的位置，见于瘫痪、机体极度衰竭或意识丧失的老年人。

3. 强迫体位

为了减轻疾病的痛苦，被迫采取某种特殊的体位。

七、步态

步态是指老年人走动时所表现的姿态。步态可受年龄、机体状态等的影响而有不同表现，人患有疾病可使步态出现一定的特征性变化，这种特征性变化有助于疾病的诊断。

任务三　呼吸系统评估

呼吸系统主要包括呼吸道和肺。呼吸道以环状软骨为界分为上、下呼吸道。上呼吸道由鼻、咽、喉构成。环状软骨以下的气管和支气管是下呼吸道，是气体的传导通道。肺是气体交换的重要场所。肺泡上皮细胞可分泌表面活性物质，防止肺泡萎陷。肺泡巨噬细胞能吞噬进入肺泡的微生物和尘粒，还可生成和释放多种细胞因子，在肺部疾病的发病过程中起着重要作用。

呼吸系统通过肺通气和肺换气功能与外界环境进行气体交换，获取新陈代谢所需要的氧气（O_2），排出代谢所产生的二氧化碳（CO_2）。肺通气过程受呼吸肌的收缩活动、肺和胸廓的弹性及气道阻力等多种因素的影响。机体通过呼吸中枢、神经反射及化学反射对呼吸进行调节。

随着年龄的增长，呼吸系统开始老化，结构开始出现退行性改变，功能减退也随年龄增长而加速。而老年人的呼吸系统又长期受到正常和病理两种因素的综合刺激，所以老年人呼吸系统的变化，很难区分是正常老化的生理学改变，还是异常的病理性损害。

一、呼吸系统常见症状评估

（一）发热

1.概念

正常人体温相对恒定，一般在36～37 ℃，这是因为在下丘脑体温调节中枢的调控下，体内产热和散热过程保持动态平衡。机体在致热源作用下或者出于各种原因体温调节中枢功能障碍而产热增多，散热减少，体温升高超过正常范围，称为发热。

2.病因

分为感染性和非感染性两大类，以前者多见。

（1）感染性发热：各种病原体如病毒、细菌、支原体、螺旋体、立克次体、寄生物等引起的感染，均可导致发热。

（2）非感染性发热：主要有以下几类原因。

①无菌性坏死物质吸收，如大面积烧伤、急性心肌梗死等。

②抗原-抗体反应，如风湿热、药物热、溶血反应等。

③内分泌与代谢障碍，如甲状腺功能亢进、重度脱水等。

④皮肤散热障碍，如鱼鳞癣、慢性心力衰竭等。

⑤体温调节中枢功能障碍，如中暑、颅脑外伤等。

⑥自主神经功能紊乱属于功能性发热，如感染治愈后低热等。

3.临床表现

（1）发热的分度：以口腔温度为标准，发热可分为低热（37.3～38 ℃）、中等度热（38.1～39 ℃）、高热（39.1～41 ℃）、超高热（41 ℃以上）。

（2）发热的临床过程及特点：发热的临床过程一般分为以下 3 个阶段。

① 体温上升期：即发热期，此期产热大于散热使体温升高，常有疲乏无力、皮肤苍白、畏寒或寒战等现象。体温上升有骤升型和缓升型，前者指数小时内体温达 39 ℃或更高，常见于肺炎球菌肺炎、急性肾盂肾炎、流行性感冒等；后者指体温逐渐升高，在数日内达到高峰，常见于伤寒、结核病等。

② 高热期：此期产热与散热过程在较高水平上保持相对平衡。发热持续时间因病因不同而异，如流行性感冒可持续数天，伤寒则可以持续数周。临床主要表现为皮肤潮红、灼热，呼吸深快，寒战消失后开始出汗并逐渐增多。

③ 体温下降期：即退热期，此期散热大于产热。临床主要表现为出汗多、皮肤潮湿。体温下降有骤降和渐降两种方式，前者指体温在数小时内迅速降至正常，常伴大量出汗，见于肺炎球菌肺炎、急性肾盂肾炎等；后者指体温在数天内逐渐降至正常，见于伤寒、风湿热等。此期由于出汗多，如果液体摄入量又不足，则可以引起脱水。

（3）热型及临床意义：将患者不同时间的体温数值记录在体温单上，然后连接起来形成体温曲线，该曲线的不同形状称为热型。临床上常见的热型有以下几种。

① 稽留热（图 2.3）：体温持续在 39～40 ℃或 40 ℃以上达数天或数周，24 h 内体温波动范围不超过 1 ℃。稽留热常见于伤寒高热期、大叶性肺炎。

② 弛张热（图 2.4）：又称败血症热型。体温常在 39 ℃以上，24 h 内体温波动范围超过 2 ℃，且都在正常水平以上。弛张热常见于败血症、风湿热、化脓性炎症等。

③ 间歇热（图 2.5）：体温骤升达高峰后持续数小时，又迅速降至正常水平，无热期可持续 1 天至数天，高热期与无热期反复交替出现。间歇热常见于疟疾、急性肾盂肾炎等。

④ 回归热（图 2.6）：体温骤升至 39 ℃或以上，持续数天后又骤然下降至正常水平，高热期与无热期各持续数天后规律性交替一次，如此反复。回归热常见于霍奇金病等。

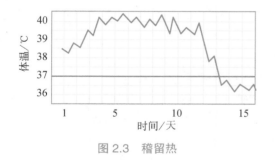

图 2.3　稽留热

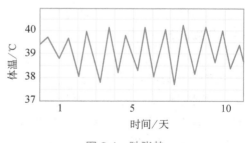

图 2.4　弛张热

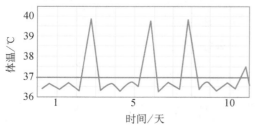

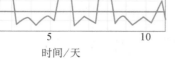

图 2.5　间歇热

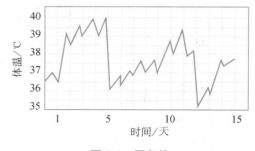

图 2.6　回归热

⑤ **波状热**（图2.7）：体温逐渐上升至39 ℃或以上，数天后又逐渐下降至正常水平，持续数天后又逐渐升高，如此反复多次。波状热常见于布鲁氏菌病。

⑥ **不规则热**（图2.8）：体温变化无一定规律。不规则热常见于结核病、风湿热、支气管肺炎等。

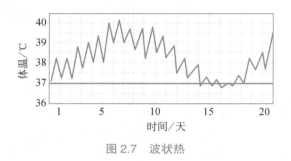
图2.7 波状热

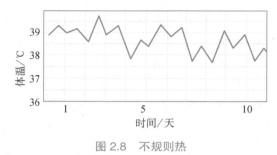
图2.8 不规则热

4.评估要点

（1）发热的特点：起病的时间、季节，起病缓急，发热程度、热型及诱因等。

（2）伴随症状：昏迷患者常为中枢神经系统感染，伴寒战、高热常提示病情较为严重。

（3）发热对患者的影响：有无食欲与体重下降、脱水等营养与代谢形态的改变；有无认知与感知形态的改变，如意识障碍、惊厥、精神障碍。

（4）诊断、治疗与护理经过：包括用药史、用药剂量与疗效，有无采取物理降温措施及疗效等。

（二）呼吸困难

1.概念

呼吸困难指患者主观感到空气不足、呼吸费力，客观表现为用力呼吸，严重时出现鼻翼扇动、张口呼吸、端坐呼吸甚至发绀，辅助呼吸肌参与呼吸运动，并伴有呼吸频率、节律及深度的改变。

2.病因

引起呼吸困难的原因有很多，其中以呼吸系统和循环系统疾病常见。

（1）呼吸系统疾病：① 呼吸道阻塞，如支气管哮喘、慢性阻塞性肺气肿、异物或者肿瘤等。② 肺部疾病，如肺炎、肺脓肿、肺结核、肺不张等。③ 胸廓与胸膜疾病，如气胸、胸廓畸形、胸腔积液等。④ 呼吸肌运动障碍，如大量腹腔积液、重症肌无力等。

（2）循环系统疾病：如各种心脏疾病引起的心功能不全、心包积液等。

（3）中毒：如尿毒症、糖尿病酮症酸中毒、吗啡类药物中毒、一氧化碳中毒等。

（4）血液系统疾病：如重度贫血、高铁血红蛋白血症等。

（5）神经精神因素：如颅脑外伤、脑出血、脑肿瘤等。

3.临床表现

（1）肺源性呼吸困难：

① 吸气性呼吸困难：见于喉、气管及大支气管的狭窄或阻塞，如喉炎、气管内异物、气管肿瘤等。特点是吸气困难，吸气时间明显延长，可有干咳及哮鸣音。严重者出

现"三凹征"，吸气时胸骨上窝、锁骨上窝、肋间隙明显凹陷。

② 呼气性呼吸困难：由肺泡弹性减弱及小支气管痉挛所致。特点是呼气费力，呼气时间延长，常伴有哮鸣音，多见于支气管哮喘、慢性阻塞性肺气肿等。

③ 混合性呼吸困难：广泛肺部病变或受压，呼吸面积减小，影响换气功能导致吸气和呼气都费力，呼吸浅快。混合性呼吸困难常见于胸腔积液、重症肺炎、肺结核等。

（2）心源性呼吸困难：

① 左心功能不全：按呼吸困难严重程度，分为以下3种。a. 劳力性呼吸困难：最早出现的呼吸困难，体力活动时发生，休息后缓解。b. 夜间阵发性呼吸困难：左心衰竭最典型的症状，常发生在夜间，患者于睡眠中突然憋醒，被迫坐起。严重者可出现极度呼吸困难，呼吸频率为40~50次/min，端坐呼吸，咳嗽，咳粉红色泡沫样痰，伴烦躁不安、口唇发绀、大汗淋漓，两肺可闻及湿啰音和哮鸣音，心率加快等，又称为心源性哮喘。c. 端坐呼吸：发生于严重心力衰竭患者，休息时感觉到呼吸困难，不能平卧，被迫采取坐位或半卧位以减轻呼吸困难。

② 右心功能不全：由于体循环淤血等，呼吸运动受限，导致呼吸困难。右心功能不全主要见于慢性肺源性心脏病。

（3）中毒性呼吸困难：酸中毒患者血液酸性代谢产物强烈刺激呼吸中枢，引起深而规则的呼吸，呈酸中毒大呼吸（库斯莫尔呼吸）。吗啡或者有机磷农药中毒时可抑制呼吸中枢，呼吸缓慢、变浅，可出现潮式呼吸（又称陈-施呼吸）或间停呼吸（又称比奥呼吸）。一氧化碳中毒时，氧合血红蛋白减少，引起呼吸浅快。

（4）血源性呼吸困难：重度贫血、高铁血红蛋白血症等原因导致血红蛋白减少，红细胞携带氧气减少，血氧降低，从而引起呼吸加快，常伴有心率增快。

（5）神经精神性呼吸困难：呼吸中枢因血流减少或者受颅内高压刺激，使呼吸深而慢，常伴呼吸节律改变，如脑外伤、脑膜炎、脑出血等。癔症患者受精神和心理因素的影响，呼吸快而表浅，呈叹息样呼吸，这是因为过度通气可引起呼吸性碱中毒。

4.评估要点

（1）既往史：有无与呼吸困难相关的既往史。

（2）呼吸困难的特点、严重程度及对日常生活的影响：观察患者呼吸困难的特点及呼吸频率、节律、深度的改变，呼吸节律的改变多提示呼吸中枢衰竭。如果出现潮式呼吸、间停呼吸、呼吸频率小于5次/min或大于40次/min，并伴有意识障碍，则提示病情危重。

（3）呼吸困难发生的缓急和持续时间：在数分钟或者数小时内发生的呼吸困难很可能与支气管哮喘、急性肺水肿等有关；持续数天或数周的呼吸困难常与心力衰竭或者胸腔积液等疾病有关。时间超过数月或数年的呼吸困难常与慢性阻塞性肺疾病或者肺动脉高压等有关。

（4）伴随症状：呼吸困难伴胸痛，常见于大叶性肺炎、急性渗出性胸膜炎、自发性气胸、急性心肌梗死；呼吸困难伴发热，最常见于呼吸道感染性疾病；呼吸困难伴脉搏细速、血压下降、大汗淋漓、面色苍白、四肢厥冷等现象，则为病情严重的表现。

（三）咳嗽与咳痰

1. 概念

咳嗽是呼吸道受到刺激后引发的一种保护性反射动作，机体通过咳嗽可以清除呼吸道内的分泌物及进入气道的异物，但长期、频繁或剧烈的咳嗽可影响工作及休息，甚至引起严重的并发症，则属于病理现象。咳痰是通过咳嗽动作将呼吸道的分泌物或肺泡内的渗出物排出体外的过程。

2. 病因

（1）呼吸系统疾病：引起咳嗽与咳痰最多见的病因，主要为各种病原体引起的呼吸系统感染，如肺炎、慢性支气管炎等。

（2）胸膜疾病：如胸膜炎或者自发性气胸等。

（3）循环系统疾病：如风湿性心脏病、二尖瓣狭窄、左心衰竭引起的肺淤血与肺水肿，右心及体循环静脉栓子脱落引起的肺栓塞等。

（4）中枢神经因素：中枢神经病变如脑炎或者脑膜炎等可刺激大脑皮质及延髓咳嗽中枢而引起咳嗽，其他因素如习惯性咳嗽等。

3. 临床表现

（1）咳嗽的性质：咳嗽无痰或者痰量极少称为干性咳嗽，常见于急性咽喉炎、胸膜炎、急性支气管炎早期等。咳嗽伴有痰液则称为湿性咳嗽，常见于慢性支气管炎、支气管扩张症、肺炎等。

（2）咳嗽的时间和规律：突发性咳嗽常见于吸入刺激性气体或异物、肿瘤压迫气管或支气管分叉处等；长期慢性咳嗽则多见于慢性呼吸系统疾病，如慢性支气管炎、支气管扩张症或者肺结核等。慢性支气管炎、支气管扩张症所致的咳嗽常于清晨或夜间变动体位时加剧；左心衰竭、肺结核患者常在夜间咳嗽较为明显。

（3）咳嗽的音色：咳嗽声音嘶哑多为声带炎症、喉返神经麻痹所致；咳嗽声音低微或无力见于声带麻痹或极度衰弱者；金属音调咳嗽声常由纵隔肿瘤、主动脉瘤、支气管肺癌压迫气管所致；鸡鸣样咳嗽声常见于百日咳、会厌疾病等。

（4）痰的颜色、性状和量：白色黏液痰常见于急性支气管炎或者支气管哮喘等；黄色脓性痰常见于呼吸系统化脓性感染，伴恶臭则提示合并厌氧菌感染，如支气管扩张症；红色血痰常见于肺癌、肺结核、支气管扩张症；粉红色泡沫痰则见于急性肺水肿；铁锈色或褐色痰见于肺炎球菌肺炎、肺梗死；砖红色胶冻样痰见于克雷伯菌肺炎。痰量少者仅数毫升，痰量多时可达数百毫升，如支气管扩张症。痰液静置后出现分层现象，即上层为泡沫，中层为浆液（有时呈脓性），下层为坏死组织，常见于支气管扩张症或者肺脓肿。

4. 评估要点

（1）既往史与诱因：有无与咳嗽、咳痰相关的既往史或者诱发因素。

（2）咳嗽与痰的性状改变：评估痰的性质、量、颜色、气味、黏稠度及与体位的关系。咳嗽出现和持续的时间、性质、节律、音色及其与体位、睡眠的关系。

（3）咳嗽、咳痰对患者的影响：① 有无食欲减退，以及日常生活活动能力受限等活动与运动形态的改变。② 有无失眠等睡眠休息形态的改变。对胸部、腹部术后剧烈、频繁咳嗽者要注意评估切口情况。

（4）诊断、治疗与护理经过：能否有效咳嗽、咳痰；有无服用止咳、祛痰药物，药物种类、剂量及疗效；有无采取促进排痰的护理措施等。

（四）咯血

1.概念

咯血（hemoptysis）指喉及喉部以下呼吸道或肺组织的出血，经咳嗽由口排出。

2.病因

（1）呼吸系统疾病：支气管疾病，如支气管肺癌、支气管扩张；肺部疾病，如肺结核、肺炎、肺脓肿等。

（2）心血管系统疾病：如风湿性心脏病、主动脉瓣狭窄等。

（3）其他：血液系统疾病，如白血病等；急性传染病，如钩端螺旋体病、流行性出血热等。

3.临床表现

（1）年龄特征：青壮年咯血多由肺结核、支气管扩张、风湿性心脏病、二尖瓣狭窄等引起。40岁以上有长期大量吸烟史的咯血者，除怀疑慢性支气管炎外，应考虑支气管肺癌的可能。

（2）咯血量：24 h咯血量在100 mL以内称为小量咯血；100～500 mL称为中量咯血；500 mL以上或一次咯血量在300 mL以上称为大量咯血。大量咯血时，患者会出现情绪紧张、面色灰暗、胸闷气促、咯血不畅等窒息先兆表现；若病情继续加重，会出现咯血量突然减少或停止、呼吸急促、表情恐怖、张口瞪目、双手乱抓、大汗淋漓、意识丧失等窒息的表现。

（3）颜色和性状：肺结核、支气管扩张、出血性疾病等患者咯血为鲜红色，肺炎球菌性肺炎患者咯血为铁锈色，肺炎克雷伯菌肺炎患者的血痰为砖红色胶冻样，左心衰竭或者肺水肿患者咳粉红色泡沫样痰。

4.评估要点

（1）既往史与诱因：有无与咯血相关的既往史与诱发因素。

（2）确认是否咯血：一旦出现从口腔排血的现象，应注意排除鼻、咽和口腔的出血，以确认是否咯血。鉴别时需要先检查口腔与鼻咽部，观察局部有无出血灶，鼻出血大多自前鼻孔流出，常在鼻中隔前下方发现出血灶；鼻腔后部出血，血液经后鼻孔软腭与咽后壁下流出，常有咽部异物感，用鼻咽镜检查可以确诊。

（3）颜色和性状：血色鲜红见于出血量较大、出血速度较快或支气管动脉出血者；血色暗红多为支气管静脉出血；粉红色泡沫痰是肺水肿的特点；铁锈色痰主要见于大叶性肺炎等。

（4）咯血量的评估：咯血量的多少与疾病严重程度并不完全一致，少量间断咯血一般不会造成严重后果，但可能是严重疾病或肿瘤的早期信号。一次大量咯血可引起窒息或致死，要密切观察患者的意识、呼吸及窒息的先兆表现等。

（5）咯血对患者的影响：有无焦虑、恐惧等应激应对形态的改变。

（6）并发症评估：大量咯血者极易产生各种并发症，常见的有继发感染、窒息、肺不张、失血性休克。

二、呼吸系统躯体检查评估

（一）视诊

1. 胸廓外形

（1）桶状胸：胸廓前后径增大，与左右径几乎相等，甚至超过左右径，呈圆桶状。肋骨呈水平位，肋间隙增宽且饱满，腹上角增大，见于严重肺气肿，也可以见于老年人或者矮胖体型者。

（2）扁平胸：胸廓呈扁平状，其前后径小于左右径的一半，见于肺结核等慢性消耗性疾病，也可见于瘦长体型者。

（3）佝偻病胸：佝偻病胸多见于儿童。

①佝偻病串珠：胸骨两侧各肋软骨与肋骨交界处呈串珠状隆起。

②鸡胸：胸骨下端前突，胸廓前侧壁肋骨凹陷，前后径略长于左右径，其上、下径较短，形似鸡的胸廓。

③肋膈沟：肋弓缘外翻，沿膈附着的部位处胸壁向内凹陷形成的沟状带。

④漏斗胸：胸骨剑突处有明显内陷而呈现漏斗状。

2. 呼吸运动

其表现形式有腹式呼吸和胸式呼吸。正常情况下，成年男性及儿童以腹式呼吸为主，成年女性则以胸式呼吸为主。正常人两种呼吸方式并存但是程度不同。

肺脏和胸膜疾病（如肺炎、重症肺结核病等）、胸壁疾病（如肋间神经痛、肋骨骨折等）均可使胸式呼吸减弱而腹式呼吸代偿增强。机体出现腹膜炎、大量腹腔积液、腹腔内巨大肿瘤时及妊娠晚期，腹式呼吸减弱而胸式呼吸代偿增强。

3. 呼吸频率、节律

（1）呼吸过速：呼吸频率超过 20 次 / min，见于发热、贫血、甲状腺功能亢进、心力衰竭等。一般情况下体温每升高 1 ℃，呼吸频率约增加 4 次 / min。

（2）呼吸过缓：呼吸频率低于 12 次 / min，见于镇静剂或麻醉剂过量、颅内压增高等。

（3）潮式呼吸：表现为呼吸由浅慢逐渐变为深快，再由深快转为浅慢，继而出现一段呼吸暂停，如此周而复始。其周期可长达 30 s 至 2 min，暂停期可持续 5～30 s，所以需要较长时间仔细观察才能了解其周期性节律的变化过程。潮式呼吸可见于药物所致的呼吸抑制、脑损伤，提示中枢性呼吸衰竭，偶尔可见于脑动脉硬化的老年人深睡时。

（4）间停呼吸：又称比奥（Biots）呼吸。表现为有规律地呼吸几次后，突然停止一段时间，又开始呼吸，如此周而复始。间停呼吸可见于颅内压增高、药物所致的呼吸抑制，脑损伤（延髓水平），常于临终前发生。

（5）叹息样呼吸：在一段正常呼吸节律中出现一次深大呼吸，并常伴叹息声。叹息样呼吸多为功能性改变，常见于神经衰弱、抑郁症或者精神紧张等。

（二）触诊

1. 胸廓扩张度

胸廓扩张度指呼吸时的胸廓动度。

（1）评估方法：照护人员可将老年人的双手放置于胸廓前下部或背部，嘱其做深呼吸运动，观察比较两手分开的距离是否一致，以及呼吸运动范围及对称性。

（2）临床意义：胸廓扩张度增强常见于呼吸运动增强，如发热、代偿性呼吸增强等，减弱则见于胸膜炎、胸膜增厚、大量胸腔积液等。

2. 语音震颤

语音震颤指老年人发出声音所产生的声波沿气管、支气管、肺泡传到胸壁而导致的共振，又称为触觉震颤。

（1）评估方法：照护人员将老年人两手掌尺侧缘或掌面轻置于两侧胸壁对称部位，嘱其用同等强度反复发"yi"长音，按自上而下、由内到外、从前到后的顺序，交叉对比两侧相应部位语音震颤的强弱差异情况。

（2）临床意义：可以根据语音震颤的变化情况来判断胸内病变的性质。

① 生理差异：语音震颤的强弱受发音强弱、音调高低、胸壁厚薄及支气管与胸壁的距离差异等影响。例如，正常成年人的语音震颤较儿童强，男性及消瘦者较女性和肥胖者强；前胸上部较下部强，右上胸部较左上胸部强。

② 病理变化：语音震颤减弱或消失，主要见于支气管阻塞、肺泡内含气量过多、大量胸腔积液或气胸等；语音震颤增强，主要见于肺泡内有炎症浸润及肺内有巨大空腔，如大叶性肺炎实变期、空洞性肺结核等。

3. 胸膜摩擦感

急性胸膜炎时，纤维蛋白沉着使胸膜表面粗糙，呼吸时两层胸膜相互摩擦，照护人员在检查时可用手感觉到，称为胸膜摩擦感。

（三）叩诊

1. 叩诊的方法

常用间接叩诊法。老年人取坐位或仰卧位，全身放松，两臂下垂，呼吸均匀。按前胸、侧胸及背部的顺序，从上到下、由外到内逐个肋间叩诊，并注意对比。在手法上，叩肩胛间区时，板指要与脊柱平行；叩前胸与后背时，板指则放于肋间隙内且与肋骨平行。

2. 正常胸部叩诊音

正常肺部叩诊音为清音。不同部位叩诊音稍微有差异，右侧腋下部叩诊呈浊音，左侧腋前线下方叩诊呈鼓音。

3. 胸部异常叩诊音

正常肺部清音区内如果出现其他叩诊音，则为异常叩诊音，可以提示相应的病理变化；其类型取决于病变性质、范围及部位。常见类型如下：

（1）浊音或实音：见于肺内占位性病变、胸腔积液、胸膜增厚粘连等疾病。

（2）过清音：为肺泡含气量增多，见于慢性阻塞性肺疾病等。

（3）鼓音：见于肺内空腔性病变（空洞靠近胸壁且直径大于 3 cm）、气胸等。

（四）听诊

老年人取坐位或卧位，由肺尖开始，自上而下、逐一肋间听诊前胸、侧胸及后背，同时对两侧对称的部位进行比较。听诊内容主要包括呼吸音、啰音、语音共振及胸膜摩擦音等。

1. 呼吸音　正常呼吸音包括气管呼吸音、支气管呼吸音、肺泡呼吸音及支气管肺泡呼吸音。其强弱通常与性别、年龄、呼吸深浅、肺组织弹性及胸壁厚薄情况等有一定的关系。一般来说，男性呼吸音强于女性，儿童呼吸音强于老年人；乳房下部、肩胛下部肺泡呼吸音最强，腋窝下部次之，肺尖及肺下缘处较弱。

异常呼吸音包括异常肺泡呼吸音、异常支气管呼吸音及异常支气管肺泡呼吸音。

（1）异常肺泡呼吸音：指肺泡呼吸音的减弱或增强。肺泡呼吸音减弱或消失常见于胸廓活动受限、支气管阻塞及腹部疾病等，增强则见于运动、发热、贫血等。

（2）异常支气管呼吸音：指在正常肺泡呼吸音的部位闻及支气管呼吸音。其临床意义同语音震颤增强。

（3）异常支气管肺泡呼吸音：指在肺泡呼吸音正常听诊区域内可闻及支气管肺泡呼吸音，多见于支气管肺炎、大叶性肺炎初期及胸腔积液上方肺膨胀不全的区域。

2. 啰音

啰音（图2.9）指除呼吸音以外的附加音，正常情况时不存在。按其性质，啰音可分为干啰音及湿啰音。

（1）湿啰音：

① 发生机制：a. 由于呼吸道内有较稀薄的液体，如渗出液、痰液、血液及黏液等，呼吸时气体通过液体时形成水泡后随即破裂所产生的声音，亦称水泡音。b. 小支气管壁因分泌物黏着而陷闭，当吸气时突然张开重新充气所产生的爆裂音。

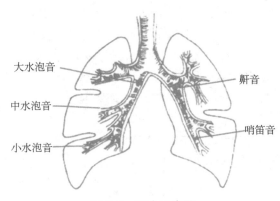

图 2.9　啰音示意图

② 分类：按呼吸道管径大小及腔内渗出物多少，湿啰音可分为粗湿啰音、中湿啰音、细湿啰音及捻发音（表2.3）。

表2.3　湿啰音分类及特点

分类	特点
粗湿啰音	又称大水泡音，发生于气管、主支气管或空洞部位，多出现在吸气早期
中湿啰音	又称中水泡音，发生于中等大小的支气管，多出现在吸气中期
细湿啰音	又称小水泡音，发生于小支气管，多出现在吸气后期
捻发音	一种极细而均匀一致的湿啰音，多在吸气末闻及，似在耳边用手指捻搓一束头发所发出的声音。老年人或长期卧床的患者，可在肺底闻及捻发音，但在多次深呼吸或咳嗽后可消失

③ 听诊特点：a. 除呼吸音以外的附加音。b. 断续而短暂。c. 一次常连续出现多个。d. 于吸气时或吸气终末较为明显，有时也出现于呼气早期。e. 部位较为恒定。f. 性质不易改变。g. 中湿啰音、细湿啰音可同时存在。h. 咳嗽后可减轻或消失。

④ 临床意义：肺部局限性湿啰音，提示局部病变，如肺炎、肺结核病。两侧肺底湿啰音，多见于心力衰竭所致的肺淤血及支气管肺炎等。如两肺野满布湿啰音，则多见于

急性肺水肿或者严重的支气管肺炎。

（2）干啰音：

① 发生机制：由于气管、支气管或细支气管狭窄或部分阻塞，空气吸入或呼出时发生湍流所产生的声音。

② 分类：干啰音可分为哨笛音和鼻干音。

③ 听诊特点：a. 一种带有乐性的呼吸附加音。b. 音调高，持续时间较长。c. 吸气及呼气均可闻及，但以呼气时较多而明显。d. 强度和性质易改变。e. 部位易变换，数量可在瞬间明显增减。f. 有时不用听诊器亦可闻及。

④ 临床意义：局限性干啰音是由局部支气管狭窄所致，常见于支气管内膜结核或者肿瘤等。发生于双侧肺部的干啰音，常见于支气管哮喘、慢性支气管炎或者心源性哮喘等。

3. 语音共振

语音共振产生机制与语音震颤类似，但较触诊更敏感。其临床意义同语音震颤。

4. 胸膜摩擦音

产生机制及临床意义同胸膜摩擦感，其听诊特点似在耳边用两个手背相互摩擦的声音，也有的像皮革或者丝绸品的摩擦音等，吸气和呼气时均可以听到，以吸气末或呼气开始时明显，屏住呼吸时即消失。胸膜摩擦音可发生于任何部位，但多见于肺脏移动范围较大的部位如腋中线下部，也可见于纤维素性胸膜炎、胸膜肿瘤、严重脱水致胸膜高度干燥等。

任务四　循环系统评估

　　循环系统由心脏、血管和调节血液循环的神经体液组成，其生理功能是为全身组织器官运输血液，通过血液将氧、营养物质和激素等供给组织，并将组织代谢的废物运走，以保证人体正常新陈代谢的进行。循环系统也具有内分泌功能，近年来发现，心肌细胞和血管内皮细胞能分泌内皮素、内皮依赖舒张因子等活性物质。循环系统疾病主要包括心脏和血管病，统称为心血管疾病。

　　随着年龄的增长，人体全身各器官、组织的老化也随之相应发生，心血管系统的增龄改变对人体生命活动具有重要影响。近年来资料显示，心、脑疾病分别位于我国人口死亡原因的第二和第三位，心、脑疾病若合并统计则一直位于我国人口死亡原因的第一位。心血管疾病的死亡率和年龄相关，因此，了解老年人心血管系统的解剖及生理变化的特点，正确理解和处理老年心血管问题至关重要。

一、循环系统常见症状评估

（一）心悸

1. 概念

　　心悸是指患者自觉心跳或心慌，伴心前区不适感。

2. 病因

　　常见的病因包括：① 心律失常，如心动过速、期前收缩、心动过缓等。② 各种器质性心血管疾病的心功能代偿期。③ 全身性疾病，如贫血、低血糖反应等，心脏搏动增强出现心悸。④ 心血管神经症。

3. 临床表现

　　（1）生理性心悸：常见于剧烈活动或者精神过度紧张，大量饮酒、喝咖啡或者浓茶时；应用某些药物，如麻黄碱、氨茶碱等。生理性心悸持续时间较短，伴有胸闷等不适，一般不影响正常活动。

　　（2）病理性心悸：常见于各种原因所致的主动脉瓣关闭不全、高血压心脏病等导致左心室肥大的循环系统疾病，也可以见于引起心输出量增加的其他疾病，如甲状腺功能亢进、发热、贫血等。病理性心悸持续时间长或反复发作，常有胸闷、气急、心前区疼痛等表现。

　　（3）心悸严重程度与病情：心悸的严重程度并不一定与病情成正比。初发、敏感性较强者，夜深人静或注意力集中时心悸明显；久病者，适应后则自感心悸减轻。

4. 评估要点

　　了解心悸发作的诱因、频率、持续时间、发作特点；每次发作时有无心前区疼痛、发热、头晕、头痛、晕厥、抽搐、呼吸困难等伴随症状。

（二）胸痛

1. 概念

　　心前区疼痛是由各种原因引起的心前区的疼痛不适。

2. 病因

胸痛常见于各类型的心绞痛、急性心肌梗死、急性主动脉夹层及心血管神经症等。

3. 临床表现

不同疾病所致的心前区疼痛部位、性质、诱因、持续时间、缓解方式等不同。典型心绞痛位于胸骨后，呈阵发性压榨样痛，易在体力活动或情绪激动时被诱发，休息后可以缓解；急性心肌梗死呈剧烈而持久的胸骨后或心前区压榨性疼痛，伴心律、血压等改变；急性主动脉夹层动脉瘤出现胸骨后或心前区撕裂性剧痛或烧灼痛，向背部放射；急性心包炎引起的疼痛，因呼吸或者咳嗽而加剧；心血管神经症者也出现心前区疼痛，但与劳累、休息无关，且活动后减轻，常伴神经衰弱等症状。

4. 评估要点

评估心前区疼痛的部位、性质、范围、有无放射性、持续时间及其对患者的影响；询问有无大汗、恶心、乏力、头晕等伴随症状，疼痛发生的诱因及加重与缓解方式；评估生命体征、心律、心率及心音的变化，有无心脏杂音及肺部湿啰音；对剧烈疼痛者，评估其意识状况、面容及表情，以及有无心律失常、休克、心力衰竭等表现。

二、循环系统躯体检查评估

（一）视诊

1. 心前区有无隆起

正常人心前区外形与右侧相应部位对称。先天性心脏病或儿童期即患心脏病且伴心脏显著增大者心前区可隆起；大量心包积液时，心前区外观显得饱满。

2. 心尖搏动

心脏收缩时，心尖冲击心前区，可引起局部肋间组织向外搏动，称为心尖搏动。正常人心尖搏动位于胸骨左侧的第 5 肋间隙锁骨中线内 0.5～1.0 cm 处，心尖搏动范围的直径为 2.0～2.5 cm。肥胖或女性乳房垂悬时，心尖搏动则不易看见。

（二）触诊

触诊可进一步验证视诊并发现视诊未能察觉的体征，通常以右手全手掌、手掌尺侧或示指、中指、环指并拢以指腹触诊。触诊的主要内容包括以下几个方面。

1. 心尖搏动及心前区搏动

触诊可进一步确定心尖搏动的位置、强弱和范围，比视诊更为准确。触诊感觉到的心尖搏动标志着心室收缩期的开始，可以此确定震颤、心音和杂音出现的时期。心前区其他部位触到搏动意义同视诊。

2. 震颤

震颤又称猫喘，是指用手触诊时感觉到的一种细微震动感。震颤具有重要的临床意义。触诊到震颤即提示有器质性心血管疾病。震颤多见于心脏瓣膜狭窄及某些先天性心脏病。瓣膜关闭不全时震颤较少出现。按出现的时期，震颤可分为收缩期震颤、舒张期震颤和连续性震颤。

震颤发生的机制与杂音相同，是血液流经狭窄瓣膜口或不正常通道时产生湍流，使瓣膜、心壁或大血管壁产生振动传到胸壁所致。一般来说，震颤的强弱与瓣膜狭窄程度、血流速度和心脏两腔室之间压力差的大小成正比。瓣膜越狭窄，震颤越强，但是过度狭窄，反而无震颤。

3. 心包摩擦感

心包摩擦感是指一种与胸膜摩擦感相似的心前区摩擦震动感，在胸骨左缘第4肋间处最易触及，因为心脏在此处不被肺覆盖，且接近胸壁，坐位前倾时或呼气末明显。心包摩擦感在收缩期和舒张期均可触到，常见于心包膜炎症。当心包渗液增多时，心包摩擦感消失。

（三）叩诊

循环系统叩诊主要是心脏叩诊。心脏叩诊是用于确定心界，判断心脏（包括所属的大血管）的大小、形状及在胸腔中位置的重要方法。一般叩诊心界是指叩诊心脏相对浊音界，因为它所代表的是心脏的实际大小。

1. 心脏叩诊方法及注意事项

心脏叩诊时使用间接叩诊法。一般先叩左界，后叩右界，由下而上，由外而内，叩至由清音变为浊音时，表明已到达心脏相对浊音界。

叩诊时，被评估者取坐位，评估者左手板指与心缘平行，仰卧位时与肋间平行，用力要均匀，力度尽可能轻些。叩心左界时，从心尖搏动外2～3 cm处由外向内叩，如此自下而上在肋间逐一进行至第2肋间。叩心右界时，先叩出肝浊音界的上界，自肝浊音界上界的上一肋间（通常为右锁骨中线上第5肋间）开始，由外向内叩出浊音界，依次在肋间逐一上移进行至第2肋间止，并用笔分别做好标记。然后用尺测量前正中线至各标记点的垂直距离。叩出的此界即为心脏相对浊音界，代表心脏实际的大小和形状。当越过浊音界再继续向内叩诊时，叩诊音由浊音变为实音表示已达心脏不被肺覆盖的部分，此界称为心脏绝对浊音界，主要反映右心室大小，再测量左锁骨中线距前正中线的距离。

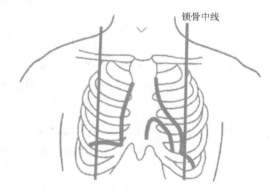

锁骨中线

图 2.10 正常心脏相对浊音界与锁骨中线的距离示意图

2. 正常的心脏浊音界（相对浊音界）

正常心脏相对浊音界与锁骨中线的距离见图2.10。

正常人心脏相对浊音界见表2.4。

表 2.4 正常人心脏相对浊音界

右界 / cm	肋间	左界 / cm
2～3	Ⅱ	2～3
2～3	Ⅲ	3.5～4.5
3～4	Ⅳ	5～6
—	Ⅴ	7～9

注：正常成年人左锁骨中线距前正中线8～10 cm。

（四）听诊

听诊内容包括心率、心律、心音、杂音及心包摩擦音等。为了方便辨别心音或杂音，有时需要让被评估者改变体位，做深吸气或深呼气，病情允许时可进行适当运动。

1. 心脏瓣膜听诊区

心脏各瓣膜开放与关闭时产生的声音，沿血流方向传至体表，听诊最清楚的部位即为该瓣膜听诊区。

心脏各瓣膜听诊区体表位置见表2.5。

表2.5 心脏各瓣膜听诊区

听诊区	位置
二尖瓣区	心尖搏动最强点，又称心尖区（部）
肺动脉瓣区	胸骨左缘第2肋间
主动脉瓣区	胸骨右缘第2肋间
主动脉瓣第二听诊区	胸骨左缘第3肋间
三尖瓣区	胸骨下端左缘（胸骨左缘第4、5肋间）

听诊顺序可沿逆时针方向进行，即按二尖瓣区→肺动脉瓣区→主动脉瓣第一听诊区→主动脉瓣第二听诊区→三尖瓣区的顺序听诊；也可按病变好发部位的次序进行，即二尖瓣区→主动脉瓣第一听诊区→主动脉瓣第二听诊区→肺动脉瓣区→三尖瓣区。

2. 听诊内容

听诊内容包括心率、心律、心音、额外心音、杂音及心包摩擦音。

（1）心率：心率是指每分钟心跳的次数。正常成年人心率范围为60～100次/min，大多为60～80次/min，老年人偏低。成年人心率低于60次/min，称为窦性心动过缓；心率超过100次/min（一般不超过150次/min），称为窦性心动过速。

（2）心律：心律是指心脏跳动的节律。正常成年人心跳节律规整，临床上儿童和部分青年的心律，吸气时可增快，呼气时可减慢，这种随呼吸而出现的心律不齐称为窦性心律不齐，一般没有临床意义。临床上常见的心律失常是期前收缩和心房颤动，详细内容见表2.6。

表2.6 期前收缩和心房颤动的特点和临床意义

心律失常类型	听诊特点	临床意义
期前收缩	在规则心律基础上提前出现的心跳，其后有一较长间歇，使基本心律发生紊乱。第一心音明显增强，第二心音减弱	见于器质性心脏病、洋地黄中毒、电解质紊乱，也可见于正常人
心房颤动	①心室律快慢不一；②心室律绝对不规则；③第一心音强弱不等；④绌脉	见于二尖瓣狭窄、甲状腺功能亢进、冠心病等

（3）正常心音：正常心音有四个，按其在心动周期中出现的先后，依次命名为第一心音（S_1）、第二心音（S_2）、第三心音（S_3）和第四心音（S_4），其听诊特点及临床意义见表2.7。

表 2.7　正常心音的听诊特点及临床意义

正常心音	产生机理	听诊特点	临床意义
第一心音	主要是由心室收缩开始时，房室瓣骤然关闭引起的振动所致	① 音调较低，强度较响；② 性质较钝；③ 持续时间较长（约0.1 s）；④ 与心尖搏动同时出现；⑤ 心尖部听诊最强且最清晰	标志着心室收缩期的开始
第二心音	主要是由心室舒张期开始时，半月瓣骤然关闭引起的振动所致	① 音调较高，强度较 S_1 低；② 性质清脆；③ 持续时间较短（约0.08 s）；④ 在心尖搏动之后出现；⑤ 心底部听诊最强且最清晰（一般 A_2 期在主动脉瓣区听诊最清楚，P_2 期在肺动脉瓣区听诊最清楚；正常情况下，青少年 $P_2 > A_2$，成年人 $A_2 = P_2$，老年人 $A_2 > P_2$）	标志着心室舒张期的开始
第三心音	心室舒张早期血液自心房急速流入心室，使心室壁、乳头肌、腱索产生振动所致	在第二心音之后 0.02～0.08 s 出现，第三心音听诊特点为轻而低调，短而弱，在心尖部及其上方可听到	部分正常儿童和青少年可听到
第四心音	由心房肌收缩产生的振动所致	在第一心音开始前 0.1 s 出现，正常情况下，此音特点为低调、沉浊、非常弱，一般听不到	病理情况下可在心尖部及其内部听到，称为房性或收缩期前期奔马律

（4）额外心音：额外心音是指在正常心音之外出现的病理性附加心音。常见的额外心音有奔马律、二尖瓣开放拍击音等，其中以舒张早期奔马律最为多见，临床意义也较大。

（5）杂音：杂音是指除心音和额外心音外的一种夹杂音，其特点是持续时间较长，可与心音完全分开或连续，甚至完全掩盖心音。

① 杂音产生的机制：正常血流呈层流，由于血流速度加快、异常血流通道、管径异常或者血液黏度改变，血流紊乱产生湍流，导致心脏壁或血管壁产生振动而在相应部位产生杂音。

② 杂音的听诊要点：听取杂音时，应注意分析杂音出现的时期、性质、最响部位、强度等，以判断杂音的临床意义。

③ 时期：分为收缩期杂音、舒张期杂音、连续性杂音。一般舒张期杂音和连续性杂音为器质性杂音，收缩期杂音可为功能性，也可为器质性，要注意区分。

④ 最响部位：杂音的最响部位与病变部位及血流方向有关。一般来说，杂音若在某听诊区最响，则病变就在该区相应的瓣膜处。

⑤ 强度：收缩期杂音强度通常采用 Levine 6 级分级法，详见表2.8。

表2.8　心脏收缩期杂音分级

级别	临床意义
1级	最轻微的杂音，占时短，需要在安静环境下仔细听才能听出
2级	较易听出的弱杂音
3级	将听筒置于胸壁上即可听出较响亮杂音
4级	响亮的杂音
5级	很响亮的杂音，只需听诊器胸件一半边缘接触胸壁，即能清楚听到
6级	极响的杂音，听诊器的胸件稍微离开胸壁一定距离，也能听到杂音

　　一般2级以下收缩期杂音多为功能性杂音，常无病理意义；3级以上收缩期杂音多为病理性杂音，但仍应结合杂音性质、粗糙程度、传导情况等判定。

　　⑥ 性质：杂音的性质常以隆隆样、吹风样、叹气样、机器样、乐音样等来形容。按音调高低，杂音又可分为粗糙和柔和两种。一般功能性杂音较柔和，器质性杂音多较粗糙。

　　⑦ 传导方向：杂音一般顺着产生杂音的血流方向传导，也可经周围组织向四周传导。杂音越响则传导越广。鉴别杂音的最响部位及传导方向有助于判断杂音的来源。

任务五　神经系统评估

神经系统由周围神经系统和中枢神经系统两大部分组成，前者主管传递神经冲动，后者主管分析、综合体内外环境传来的信息。按功能的不同，神经系统又可分为躯体神经系统和自主神经系统，前者的主要功能是调节人体适应外界环境变化，后者具有稳定内环境的功能。

随着年龄的增长，中枢神经系统也有改变，包括形态结构、神经生理、神经生化等方面的改变，这使老年人容易出现脑血管病变、外周神经疾病等。了解这些改变，熟悉这些疾病的特点，才能正确做出与老年人年龄相关的神经病学评估。

一、神经系统常见症状评估

（一）意识障碍

1. 概念

意识障碍是指人体对周围环境及自身状态的识别和察觉能力障碍的一种精神状态，多由高级神经中枢功能活动受损引起，可表现为嗜睡、意识模糊、昏睡、昏迷。

2. 病因

（1）感染性因素：① 颅内感染，如脑炎、脑膜炎等。② 全身严重感染，如败血症、伤寒、肺炎等。

（2）非感染性因素：① 颅脑疾病，如脑血管疾病（脑出血、脑血栓）、高血压脑病、脑外伤等。② 内分泌与代谢障碍，如甲状腺危象、低血糖昏迷、肝性脑病、糖尿病酮症酸中毒等。③ 心血管疾病，如房室传导阻滞、严重休克、阵发性室性心动过速等。④ 中毒，包括安眠药、一氧化碳、有机磷、乙醇等中毒。⑤ 物理损伤，如触电、中暑、溺水等物理性损害等。

3. 临床表现

机体不同部位或者不同程度的病变，可导致不同的意识障碍，表现为以下几个方面。

（1）嗜睡：最轻度的意识障碍。患者处于持续的睡眠状态，但可被轻度刺激或语言唤醒，醒后能正确回答问题和做出各种反应，当刺激去除后又很快入睡。

（2）意识模糊：意识障碍程度较嗜睡深，患者能保持简单的日常活动，但对时间、地点、人物的定向力发生障碍，如记忆模糊、思维混乱、语言不连贯等。

（3）昏睡：较严重的意识障碍，患者处于接近不省人事的状态，不易被唤醒。高声呼唤或用强刺激如压迫眶上神经、摇动患者身体等才可将其唤醒，但醒后很快又入睡。醒时答话含糊或者答非所问。

（4）昏迷：最严重的意识障碍，病情危重。患者意识中断或完全丧失，不能唤醒。按严重程度，昏迷分为以下几种。

① 轻度昏迷：对声、光刺激无反应，对剧烈刺激（如压迫眶上神经或针刺等）有肢体退缩或痛苦表情等防御反应。吞咽反射、眼球运动、角膜反射和瞳孔对光反射均存在。

② 中度昏迷：对周围事物及各种刺激无反应，对剧烈刺激可有防御反应，角膜反射减弱，瞳孔对光反射迟钝，眼球无转动。

③ 深度昏迷：对外界任何刺激无反应，全身肌肉松弛，深、浅反射均消失。

4.评估要点

（1）意识障碍程度：可通过与患者交谈，了解其思维、反应、情感活动、定向力等，必要时可通过痛觉试验、角膜反射、瞳孔对光反射等来判断意识障碍的程度。

（2）既往史与诱因：有无与意识障碍相关的既往史或者诱发因素。

（3）意识障碍对患者的影响：有无口腔炎、角膜炎、结膜炎、角膜溃疡、压疮等改变；有无肌肉萎缩、关节僵硬、肢体畸形；有无排便、排尿失禁；有无亲属无能力照顾患者的情况。

 知识链接

意识开关

意识由意识内容和其"开关"系统组成。意识内容即大脑皮质的功能活动，包括记忆、思维、理解、定向和情感等精神活动，以及通过视、听、语言和复杂运动等与外界保持密切联系的能力。意识的"开关"系统包括经典的感觉传导路径（特异性上行投射系统）及脑干网状结构（非特异性上行投射系统）。意识"开关"系统可激活大脑皮质并使其维持一定水平的兴奋性，使机体处于觉醒状态，并在此基础上产生意识内容。

（二）头痛

1.概念

头痛（headache）是指眉以上至下枕部之间的头颅疼痛，可见于多种疾病，大多数无特异性，但反复发作或持续性头痛可能是某些器质性疾病所致。

2.病因

（1）颅脑病变：如脑膜炎、脑脓肿、高血压脑病、脑供血不足、蛛网膜下腔出血、脑出血、脑血栓形成、脑挫裂伤、硬膜下血肿、偏头痛、丛集性头痛、腰椎穿刺后头痛。

（2）颅外病变：颈椎病及其他颈部疾病；三叉神经、舌咽神经痛；眼、耳、鼻和牙齿疾病所导致的头痛。

（3）全身性疾病：如流感、伤寒、肺炎等发热性疾病；原发性高血压、心力衰竭、乙醇中毒等所导致的头痛。

3.临床表现

（1）发病情况：急性起病并伴有发热者常为感染性疾病所致。急剧的持续性头痛，并伴有不同程度的意识障碍而无发热者，提示颅内血管性疾病（如蛛网膜下腔出血）。长期反复发作性头痛或搏动性头痛多为血管性头痛（如偏头痛）。慢性进行性头痛并有颅内压增高的症状（如呕吐、视神经乳头水肿）应注意颅内占位性病变。青壮年慢性头痛，无颅内压增高，常由焦虑、情绪紧张所导致，多为肌肉收缩性头痛。

（2）头痛部位：急性感染性疾病所致的头痛多在整个头部，呈弥漫性；浅在性头痛常见于眼源性、鼻源性及牙源性疾病；深在性头痛多见于脑脓肿、脑肿瘤、脑膜炎等，疼痛多向病灶同侧的外面放射。

（3）头痛的程度与性质：头痛的程度一般分轻度、中度和重度，但与病情的严重程度并无平行关系。最为剧烈的头痛多为三叉神经痛、偏头痛及脑膜刺激的疼痛。中度或轻度头痛多见于脑肿瘤。烈性头痛多为高血压性、血管性头痛。有时神经功能性头痛也较剧烈。神经痛多为电击样痛或刺痛，重压感、紧箍感或钳夹样的疼痛多为肌肉收缩性头痛。

（4）头痛出现与持续的时间：清晨头痛加剧多为颅内占位性病变所致的头痛；常发生于清晨、上午的头痛多为鼻窦炎所导致的头痛；常在晚间发生的头痛多为丛集性头痛；女性偏头痛常与月经期有关系；脑肿瘤所致的头痛多为持续性的，可有长短不等的缓解期。

4. 加重、减轻或激发头痛的因素

咳嗽、打喷嚏、摇头等可使颅内高压性头痛、血管性头痛、颅内感染性头痛加剧；丛集性头痛在直立时可缓解；颈肌急性炎症所致的头痛可因颈部运动而加剧；慢性或职业性的颈肌紧张所致的头痛，可在活动、按摩颈肌后逐渐缓解；偏头痛在应用麦角胺后可缓解。

5. 评估要点

（1）有无与头痛有关的既往史：如感染，原发性高血压，动脉硬化，颅脑外伤，癫痫，眼、耳、鼻、牙齿等疾病。

（2）头痛的特点：起病时间、急缓、病程、部位与范围、性质、程度、频度（间歇性、持续性）、激发或者缓解因素。

（3）头痛的全身反应：有无剧烈呕吐（是否为喷射性）、头晕、眩晕、晕厥、出汗、视力障碍、精神异常、意识障碍等相关症状。

（4）伴随症状：剧烈呕吐、眩晕、发热、慢性头痛，伴精神症状，症状突然加剧并伴有意识障碍等。

（5）头痛对患者的影响：有无焦虑、恐惧等应激反应与应激应对形态的改变。

（三）眩晕

1. 概念

眩晕是患者感到自身或周围环境物体旋转或摇动的一种主观感觉障碍，常伴有客观的平衡障碍，一般没有意识障碍。临床上将眩晕分为前庭系统性眩晕和非前庭系统性眩晕。

2. 病因

（1）周围性眩晕（耳性眩晕）：是指内耳前庭至前庭神经颅外段之间的病变所引起的眩晕。① 梅尼埃（Meniere）病：由内耳的淋巴代谢失调、淋巴分泌过多或吸收障碍引起内耳膜迷路积水所致，亦有人认为是由变态反应、B族维生素缺乏所致。② 迷路炎：常由中耳病变直接破坏迷路的骨壁引起，少数由炎症经血行或淋巴扩散所致。③ 前庭神经元炎：由前庭神经元发生炎性病变所致。④ 药物中毒：由于对药物敏感，内耳前庭或耳蜗受损所致。⑤ 位置性眩晕：由头部所在某一位置所致。⑥ 晕动病：乘坐车、船或飞机时，内耳迷路受到机械性刺激，引起前庭功能紊乱所致。

（2）中枢性眩晕（脑性眩晕）：是指由前庭神经颅内段、前庭神经核及其纤维联系、小脑、大脑等病变所引起的眩晕。① 颅内血管性疾病，见于脑动脉粥样硬化、椎基底动脉供血不足和小脑或脑干出血。② 颅内占位性病变，见于听神经瘤、小脑肿瘤和其他部位肿瘤。③ 颅内感染性疾病，见于颅后凹蛛网膜炎或者小脑脓肿等。④ 颅内脱髓鞘疾病及变性疾病，见于多发性硬化和延髓空洞症。⑤ 癫痫。⑥ 其他，如脑震荡或者脑挫伤等。

（3）全身疾病眩晕：① 心血管疾病，见于高血压、低血压、心律失常、病态窦房结综合征、心肌缺血等。② 中毒性疾病，见于急性发热性感染、尿毒症等。

（4）眼源性眩晕：① 眼病，见于先天性视力减退、屈光不正、眼肌麻痹、青光眼等。② 屏幕性眩晕，看电影、看电视或者用电脑时间过长均可引起眩晕。

（5）神经精神性眩晕：见于神经症、围绝经期综合征等。

3. 临床表现

（1）椎基底动脉供血不足性眩晕：椎基底动脉供血不足多发生于中老年人，其多有动脉硬化或颈椎病的病史，临床症状可多种多样，最主要的症状为眩晕，发作持续时间一般为几个小时，可每日发作多次或很长一段时间发作一次。发作时可伴有视力障碍、共济失调、恶心、呕吐、呼吸困难、头痛、意识障碍等症状。

（2）梅尼埃病：主要表现为发作性眩晕、恶心呕吐、耳鸣、耳聋及眼球震颤等。

（3）小脑血管病变所致眩晕：急性小脑出血时，患者可出现急性眩晕伴有恶心、呕吐、眼球震颤、吞咽困难、发音异常、共济失调等。通过脑 CT 或 MRI 能够发现病变部位和病变性。

（4）前庭神经元炎：病变前多有病毒感染、受凉等诱发因素。发病突然，常在早晨发病，最突出的症状是严重的眩晕，重者可发生跌倒，伴有恶心、呕吐等。患者不敢睁眼，闭目卧床不敢活动。查体可见双眼持续、快速、自发性眼震。

（5）第四脑室占位性病变和小脑蚓部肿物引起的眩晕：第四脑室肿瘤、囊性肿物及小脑蚓部肿物突入第四脑室时，会影响脑脊液的循环，可引起剧烈的眩晕、呕吐、头痛、视力障碍、眼底视乳头水肿和眼底出血等。第四脑室肿瘤可原发于脑室内结构，如脉络丛乳头状瘤，也可来自脑室系统的室壁组织。小脑蚓部的主要功能是维持躯体平衡，其病变会引起眩晕，站立不稳、醉汉步态，多无眼震。半球病变引起的眩晕多伴有眼震。有第四脑室占位性病变的部分患者的肿物有一定的活动度，当头位变动时，肿物可突然阻塞脑室出口，引起急性颅内压增高，表现为剧烈头痛、呕吐、眩晕，重者可引起意识障碍等。

（6）前庭性癫痫（眩晕性癫痫）：眩晕中枢位于颞上回后半部或颞顶交界处，任何刺激性病变在影响到上述结构时，便可导致前庭性癫痫发作，以肿瘤、炎症、脑血管疾病等多见。临床上前庭性癫痫类似梅尼埃病，为发作性疾病。患者感到轻度的步态不稳，可有幻听，多伴有短暂性晕厥、自动症、不自主性咀嚼、面部抽动甚至癫痫大发作等，应考虑颞叶癫痫。

（7）药物性眩晕：许多药物可以损坏第 8 对脑神经而导致眩晕，如链霉素、卡那霉素等。临床上以链霉素比较常见。

4. 评估要点

（1）全身检查：注意有无颈椎病、视力异常、高血压、动脉硬化、中毒等。

（2）常规耳科检查：主要检查听力以及有无内耳疾病。

（3）神经系统检查：注意有无神经系统定位体征或者精神症状。常用的检查方法有共济运动是否协调，如跟膝胫试验、闭目难立征检查、直线行走试验，以及有无面部神经麻痹等。

（4）眼征：是否有眼震、眼震的性质，以及有无眼球运动障碍等。

（5）脑 CT 或 MRI、腰穿脑脊液检查：排除颅内占位、脑血管病、炎症等，经颅多普勒检查脑血管是否有脑血管痉挛或扩张，应注意两侧是否对称等。

二、神经系统功能评估

（一）运动功能

人体运动系统包括骨、关节和肌肉，构成了人体的支架、基本形状和运动条件。运动是指运动系统的活动，包括自主运动和不自主运动。自主运动受大脑皮质运动区支配，由锥体束控制；不自主运动由锥体外系和小脑控制。

运动功能评估是指通过统一、规范、科学的方法对人体运动系统的骨、关节、肌肉和活动能力做量化评定，分析其影响因素和存在的问题。从而科学准确地对老年人运动功能进行评估。

1. 肌力的评估

（1）评估方法：徒手肌力检查（MMT）是最常用的方法。嘱被评估者依次做各关节、各方向的运动，并在运动方向上给予一定阻力以测试其肌力大小，评估时注意观察肢体主动运动时力量的强弱，并对比两侧有无差异。

（2）肌力划分标准：按 6 级分级标准进行判定。

0 级（无）：触不到肌肉收缩，完全性瘫痪。

1 级（极差）：肌肉可收缩，但无肢体运动。

2 级（差）：肢体能在床面上移动，但不能抵抗自身重力抬离床面。

3 级（较好）：肢体能抬离床面，但是不能对抗阻力。

4 级（良好）：能够对抗阻力动作，但较正常人差。

5 级（正常）：肌力正常。

2. 肌张力的评估

肌张力是指静息状态下肌肉的紧张度，必要的肌张力是维持肢体位置、支撑体重所必需的，是保证肢体运动控制能力、保持空间位置、进行各种复杂运动的必要条件。

（1）评估方法：通过触诊肌肉的硬度，根据肌肉完全松弛时关节被动运动时的阻力来判断。

（2）肌张力变化：肌张力痉挛性增强常见于锥体束损害，强直性增强见于锥体外系损害；肌张力减弱见于脑血管疾病、周围神经病变或者小脑病变等。

（二）感觉功能

躯体感觉是各种形式的刺激作用于机体的躯体感受器，从而在人脑中产生的直接反映。躯体感觉包括浅感觉、深感觉和复合感觉。

1. 浅感觉

（1）痛觉：用大头针轻刺老年人躯干及四肢皮肤，并询问各处感觉是否相同，判断其痛觉是否异常。

（2）触觉：用棉絮或软纸片轻触老年人躯干及四肢皮肤或黏膜，让其说出有无痒感，判断其触觉是否异常。

（3）温度觉：将盛有热水（40～50 ℃）与冷水（5～10 ℃）的试管，交替触及老年人皮肤，观察其能否辨别冷热，如果不能辨别即为温觉障碍。正常人能辨别出相差 10 ℃的温差。

评估意义：局部疼痛多见于炎性病变，烧灼性疼痛见于交感神经不完全损伤，触觉障碍可见于后索病损，温度觉障碍常见于脊髓丘脑侧束损伤。许多神经疾病都有痛、温、触觉丧失或减退，如脑卒中和脊髓损伤。糖尿病性神经病、神经炎等常出现感觉异常或感觉迟钝。

2. 深感觉

（1）关节觉：是指对关节所处的角度和运动方向的感觉，包括关节对被动运动的运动觉和位置觉，一般两者结合起来评估。

① 位置觉：嘱老年人闭目，评估者将其肢体放于某一位置，让老年人说出所放位置，或用另一肢体模仿。

② 运动觉：嘱老年人闭目，评估者在一个较小的范围内活动老年人的肢体，让老年人说出肢体运动的方向，如评估者用示指或拇指轻持老年人的手指或足趾两侧做轻微的被动伸或屈的动作（约 5°）。如果老年人感觉不清楚可加大活动幅度或再试较大的关节，让其说出手指或足趾活动方向。

（2）振动觉：用 C128 振动音叉柄端，放于老年人肢体的骨隆起处。评估时常选择的骨隆起部位包括胸骨、锁骨、肩峰、鹰嘴、尺桡骨茎突、腕关节、棘突、髂前上棘、股骨粗隆、腓骨小头及内、外踝，询问老年人有无振动感觉，并注意感受时间，同时做好两侧对比。

评估意义：关节觉障碍、振动觉障碍均见于脊髓后索损害。

3. 复合感觉

（1）体表图形觉：用钝物在老年人皮肤上画出简单的图形（圆形、方形及三角形），让其辨别并且回答，左右对称部位对比。图形觉障碍提示有丘脑水平以上的病变。

（2）实体辨别觉：将熟悉的某种物品（硬币、纽扣、钥匙、铅笔）置于老年人的手中，让其辨别并且回答物品的大小、形状、名称及质地。实体觉缺失时，老年人不能辨别出是何物体，见于皮质病变。

（3）皮肤定位觉：评估者用手指轻触老年人某处，让其指出被触部位。皮肤定位觉障碍见于皮质病变。

（4）重量觉：评估者将形状、大小相同，但重量逐渐增加的物品逐一放在老年人手上，或在双手同时分别放置不同重量的上述评估物品，让其将手中物品重量与前一物品重量比较或用双手进行比较后说出哪个物品比较轻或重。

（5）材质识辨觉：评估者将棉花、羊毛、丝绸等放在老年人手中，让其触摸，并回答材料的名称（如丝绸）或质地（如光滑）。

（6）两点辨别觉：用分开的两脚规同时放置于老年人皮肤上，如果老年人有两点感觉，再将两脚规距离缩小，直至其感觉到一点为止。身体各部位对两点辨别感觉灵敏度不同，以鼻尖、舌尖、手指最敏感，四肢近端和躯干最差。两点辨别觉障碍见于顶叶病变。

（7）双侧同时刺激：评估者同时触压老年人身体两侧相同部位，以及身体两侧远、近端和身体同侧远、近端，让老年人说出感受到几个刺激，评估老年人同时感受身体两侧、肢体或身体远近端的触觉刺激的能力。

（三）神经反射

神经反射包括生理反射和病理反射。

1. 生理反射

临床上根据刺激部位的不同，将生理反射分为浅反射和深反射两部分。神经反射的评估需要患者的合作，要求肢体放松置于合适位置，并注意两侧对比。

（1）浅反射：浅反射是指通过刺激皮肤或黏膜而引起肌肉收缩反应的反射。浅反射包括角膜反射、腹壁反射、提睾反射等。

① 角膜反射。a. 评估方法：嘱患者眼睛向内上方注视，将棉絮捻成细束，用其末端轻触一侧角膜外缘，正常反应为眼睑迅速闭合。其中，被刺激侧的眼睑闭合称直接角膜反射，对侧眼睑同时闭合称间接角膜反射。b. 临床意义：一侧三叉神经病变，直接和间接角膜反射均消失；一侧面神经病变，直接角膜反射消失，而间接角膜反射存在；深度昏迷患者，双侧角膜反射完全消失。

② 腹壁反射。根据刺激部位不同，腹壁反射可分为上腹壁反射、中腹壁反射和下腹壁反射。a. 评估方法：嘱患者取仰卧位，两下肢稍屈曲，使腹壁松弛，用钝头竹签由外向内轻划腹上部（肋缘下）、腹中部（肚脐水平）、腹下部（腹股沟上）的皮肤。正常反应为受刺激部位腹肌收缩。b. 临床意义：脊髓不同节段受损时，相应部位的腹壁反射消失；一侧锥体束受损时，其同侧腹壁反射减弱或消失；昏迷、急腹症、经产妇、肥胖及老年人等，可因腹壁松弛，出现腹壁反射减弱或消失。

③ 提睾反射。a. 评估方法：用钝头竹签由下向上轻划股内侧上方皮肤。正常反应为同侧提睾肌收缩，睾丸上提。b. 临床意义：一侧提睾反射减弱或消失见于同侧锥体束受损、腹股沟痛、阴囊水肿及老年人等；腰髓1～2节病变时，其双侧提睾反射均减弱或消失。

（2）深反射：深反射是指通过刺激骨膜、肌腱，经深部感受器而完成的反射，深反射也称腱反射。

① 评估内容及方法。深反射包括肱二头肌反射、肱三头肌反射、膝反射、跟腱反射等。a. 肱二头肌反射：嘱老年人前臂屈曲，照护人员用左手托住其肘部，将拇指置于肱二头肌肌腱上，右手持叩诊锤叩击照护人员自己的左拇指。正常反应为肱二头肌收缩，前臂快速屈曲。b. 肱三头肌反射：嘱老年人外展上臂，半屈肘关节，照护人员用左手托

住其肘部，右手持叩诊锤叩击鹰嘴上方的肱三头肌肌腱。正常反应为肱三头肌收缩，前臂伸展。c. 膝反射：嘱老年人取坐位，小腿自然下垂并完全放松（如取仰卧位，照护人员须用左手托起其膝关节，使髋关节及膝关节稍屈曲），照护人员持叩诊锤叩击膝盖下方的股四头肌肌腱。正常反应为小腿伸展。d. 跟腱反射：嘱老年人取仰卧位，髋关节及膝关节稍屈曲，下肢外旋外展位，照护人员一手将其足部背屈成直角，另一手持叩诊锤叩击跟腱。正常反应为腓肠肌收缩，足向跖面屈曲。

② 临床意义。a. 深反射减弱或消失：常见于周围神经炎、脊髓前角病变及昏迷等。b. 深反射增强：常见于脑出血、脑梗死等，也可见于甲状腺功能亢进等。

2. 病理反射

病理反射指锥体束损害时，失去了对脑干和脊髓的抑制功能而出现的异常反射，故又称锥体束征。

（1）巴宾斯基征：用钝头竹签由后向前划足底外侧至小趾掌关节处再转向中跗趾侧，正常表现为足趾向跖面屈曲，为巴宾斯基征阴性，若跗趾背屈、余趾呈扇形展开则为巴宾斯基征阳性。

（2）奥本海姆征：评估者用拇指及示指沿被评估者的胫骨前缘由上向下推移，阳性表现同巴宾斯基征。

（3）戈登征：评估者用拇指和其他四指分开置于被评估者腓肠肌两侧，以适当的力量捏压，阳性表现同巴宾斯基征。

（4）查多克征：评估者用钝头竹签划被评估者外踝下方及足背外缘，阳性表现同巴宾斯基征。

 知识链接

反射与反射弧

反射是最简单也是最基本的神经活动，是机体对刺激的非自主反应。反射弧包括感受器、传入神经、神经中枢、传出神经和效应器，神经反射通过反射弧来完成，并受高级神经中枢的控制。反射弧中任何一个环节病变都可影响反射，使其减弱或消失，但锥体束以上的病变可使反射活动失去抑制而出现反射亢进。

任务六　消化系统评估

消化系统包括消化道和消化腺。消化道包含口腔、咽、食管、胃、小肠（十二指肠、空肠、回肠）和大肠（盲肠、结肠、直肠），其中以十二指肠悬韧带为界分为上、下消化道；消化腺指消化道内散在的腺体、肝和胰腺。

消化系统生理功能主要是将人体摄取的食物进行消化，分解为小分子物体，吸收营养成分，经过肝脏加工，成为体内自身物质，供全身组织利用。

一、消化系统常见症状评估

（一）黄疸

1. 概念

血清中的胆红素浓度升高导致巩膜、皮肤、黏膜发黄的现象，称为黄疸（jaundice）。正常血清总胆红素（TB）为 $1.7\sim17.1\ \mu mol/L$，总胆红素包括直接胆红素和间接胆红素。正常情况下，直接胆红素为 $0\sim3.42\ \mu mol/L$，间接胆红素为 $1.7\sim13.68\ \mu mol/L$。当血清总胆红素超过 $34.2\ \mu mol/L$ 时，即出现显性黄疸。当血清总胆红素升高到 $17.1\sim34.2\ \mu mol/L$ 时，临床不易察觉，称为隐性黄疸。

2. 病因

在正常情况下，胆红素进入或离开血液循环保持动态平衡，故血中胆红素的浓度能保持相对恒定；当胆红素的来源增加或清除减少，血中胆红素的浓度就会升高，临床上将黄疸分为溶血性黄疸、肝细胞性黄疸和胆汁淤积性黄疸 3 类。

（1）溶血性黄疸：凡是能够引起红细胞的大量破坏而产生溶血的疾病都可导致溶血性黄疸。

① 先天性溶血性贫血：如地中海贫血、遗传性球形红细胞增多症。

② 后天获得性溶血性贫血：如自身免疫性溶血、新生儿溶血、不同血型输血后溶血、蚕豆病等。

（2）肝细胞性黄疸：多见于引起肝细胞广泛损害的疾病，如病毒性肝炎、肝硬化、肝癌、钩端螺旋体病。

（3）胆汁淤积性黄疸：根据阻塞部位的不同，分为肝内、肝外胆汁淤积性黄疸。

① 肝内胆汁淤积性黄疸：如肝内泥沙样结石、癌栓、病毒性肝炎、肝硬化、药物性胆汁淤积等。

② 肝外胆汁淤积性黄疸：可见于胆总管狭窄、结石、肿瘤、炎性水肿、胆道蛔虫等。

3. 临床表现

（1）溶血性黄疸：患者黄疸较轻，皮肤呈现浅柠檬黄色，不伴有皮肤瘙痒，急性溶血时伴寒战、高热、头痛、呕吐、腰痛和不同程度的贫血。患者可出现血红蛋白尿，尿色为酱油色。慢性溶血多为先天性，多伴贫血和脾大。

（2）肝细胞性黄疸：患者皮肤黏膜呈现浅黄色到深黄色不等，伴有轻度的皮肤瘙痒；有乏力、恶心、呕吐、食欲减退、腹胀、肝区胀痛、腹腔积液，严重者可能有出血倾向等肝功能减退表现。患者可出现浓茶样深黄色的胆红素尿。

（3）胆汁淤积性黄疸：患者黄疸较深，皮肤呈现暗黄色，严重者可呈黄绿色；因血中胆盐潴留，常出现皮肤瘙痒、心动过缓，以及会有浓茶样的深黄色胆红素尿，粪便颜色变浅或呈白陶土色。

4. 评估要点

（1）病史：注意询问患者既往有无溶血性疾病、肝病、胆石症、胆道蛔虫及胆道手术等相关的病史；有无与肝炎患者的密切接触史或近期内血液制品输注史；是否有长期用药史或大量饮酒史等。

（2）黄疸特点：仔细观察患者的皮肤黏膜、巩膜黄染的深浅，粪尿颜色变化，并且结合有关实验室检查的结果，确定黄疸类型。注意和假性黄疸做鉴别，进食过多的胡萝卜、南瓜、橘子等可能导致血中胡萝卜素水平升高而引起皮肤、黏膜黄染，长期服用呋喃类等含黄色素的药物也可能引发皮肤黏膜、巩膜黄染。

（3）伴随症状：

① 伴发热：多见于急性胆管炎、肝脓肿、钩端螺旋体病、败血症等。

② 伴腹痛：多见于胆管结石、胆道蛔虫病等。

③ 伴腹腔积液：可见于重症肝炎、肝硬化失代偿期、肝癌等。

④ 伴肝、脾肿大：可见于肝硬化、肝癌、病毒性肝炎等。

⑤ 伴消化道出血：如肝硬化、重症肝炎等。

（二）恶心与呕吐

1. 概念

恶心（nausea）是上腹部不适、紧迫欲吐的感觉，可伴有皮肤苍白、出汗、流涎、血压降低及心动过缓等迷走神经兴奋的症状。

呕吐（vomiting）是胃强烈收缩，迫使胃、部分小肠内容物，通过食管逆流经口腔排出体外的过程。

2. 病因

引起恶心、呕吐的病因较多，具体见表2.9。

表2.9　恶心、呕吐的常见病因

分类	病变	病因
反射性呕吐	咽部受到刺激	见于吸烟过度、剧烈咳嗽、慢性咽炎等
	胃、十二指肠疾病	见于胃炎、消化性溃疡、急性胃扩张或幽门梗阻、十二指肠壅积症等
	肠道疾病	见于肠梗阻、急性阑尾炎、急性出血坏死性肠炎、腹型过敏性紫癜等
	肝、胆、胰疾病	见于急性肝炎、肝硬化、急性或慢性胆囊炎、急性胰腺炎等
	其他系统疾病	见于急性腹膜炎、尿路结石、急性肾盂肾炎、急性盆腔炎、异位妊娠破裂、急性心肌梗死、心力衰竭、青光眼、屈光不正等

（续表）

分类	病变	病因
中枢性呕吐	神经系统疾病	见于脑炎、脑膜炎、脑出血、脑栓塞、脑血栓形成、高血压脑病、偏头痛、脑挫裂伤、颅内血肿及颅内占位性病变等
	全身性疾病	见于尿毒症、肝性脑病、糖尿病酮症酸中毒、甲状腺功能亢进、肾上腺皮质功能不全、低钠血症、低钾血症、妊娠等
	药物	见于使用洋地黄、抗生素、抗肿瘤药物等
前庭功能障碍	—	见于迷路炎、梅尼埃病、晕动病等
神经性呕吐	—	见于胃肠神经症、神经性畏食等

3. 临床表现

（1）呕吐与进食的关系：进食过程中或餐后即刻呕吐，可见于幽门管溃疡或精神性呕吐；餐后 1 h 以上发生呕吐称延迟性呕吐，提示胃张力下降或胃排空延迟的情况；餐后 6 h 以上或数餐后发生呕吐见于幽门梗阻。

（2）呕吐的特点：精神性或颅内高压性呕吐，恶心很轻或缺如，其中颅内高压性呕吐特点为喷射状呕吐，呕吐较剧烈并且多无恶心先兆，呕吐后不会感觉轻松，可伴剧烈的头痛和不同程度意识障碍。前庭功能障碍性呕吐与头部位置改变存在密切关系，常伴眩晕、眼球震颤、恶心、血压下降、出汗及心悸等自主神经功能失调的症状。

（3）呕吐物性质：呕吐物带有发酵味、腐败气味提示胃潴留，带粪臭味常提示低位小肠梗阻；上消化道出血的呕吐物常呈咖啡渣样。

4. 评估要点

（1）既往史与诱因：注意有无与恶心、呕吐相关的既往史及诱发因素。

（2）呕吐特点：注意呕吐发生与持续的时间、频率，与进食、药物、运动、情绪的关系，以及呕吐物的量、性状及气味等。

（3）恶心、呕吐对患者的影响：有无进食或液体及其对营养与代谢形态的改变。对于儿童、老年人、病情危重和意识障碍患者，还要从可能导致误吸的危险因素方面进行评估。

（4）诊断、治疗及护理经过：是否已经做过 X 线钡餐、胃镜、血糖、尿素氮等辅助检查及其结果，已采取的措施及效果等。

（三）呕血与黑便

1. 概念

呕血（hematemesis）、黑便（melena）均是上消化道出血症状。上消化道出血指十二指肠悬韧带以上的消化器官，即食管、胃、十二指肠、肝、胆道和胰管的出血。

血液经胃从口腔呕出，称为呕血。呕血同时部分血液经肠道排出，形成黑便。黑便由于附着黏液而发亮，类似柏油，故又称为柏油样便（tarry stool）。呕血一般都伴黑便，而黑便不一定都伴呕血。

2. 病因

呕血与黑便最常见病因为消化性溃疡，其次为食管或胃底静脉曲张破裂，再次是急性胃黏膜病变。

3. 临床表现

（1）呕血与黑便：呕血前多出现上腹部不适、恶心，随后呕吐出血性的胃内容物，继而排出黑便。出血量多或在胃内的停留时间短，以及出血位于食管时，血色鲜红或混有血凝块，也可是暗红色；出血量少或在胃内停留时间长，血红蛋白经过胃酸作用后形成酸化正铁血红蛋白，所以呕吐物可呈咖啡渣样棕褐色。呕血的同时可因部分血液经肠道排出体外，出现便血或形成黑便。

（2）周围循环障碍：是急性失血的后果，其严重程度与出血量相关。具体来说，出血量达血容量的 10%～15% 时，除头晕、畏寒外，多无血压、脉搏的变化；出血量达血容量的 20% 以上时，可出现冷汗、四肢湿冷、心悸、脉搏增快等急性失血症状；出血量达血容量的 30% 以上时，则可出现脉搏细弱、血压下降、呼吸急促及休克等。

（3）血液学改变：早期血液学改变不明显，随着组织液渗出和输液等，血液被稀释，血红蛋白和红细胞的数量可降低，出现贫血的表现。

（4）其他：大量呕血可有氮质血症、发热等表现。

4. 评估要点

（1）是否为上消化道出血：口腔、鼻腔、咽喉等部位的出血、咯血也可经过口腔吐出，或吞咽后再呕出，或经过胃肠道后以黑便排出，以上均不属于上消化道出血。进食大量的动物血、动物肝，服用铋剂、铁剂、炭、中药也可出现黑便。

（2）评估出血量：呕血、黑便的持续时间、次数、量、颜色、性状变化，均可作为估计出血量的参考。粪便隐血试验阳性者提示每天的出血量大于 5 mL；出现黑便提示出血量在 50～70 mL；呕血提示胃积血量为 250～300 mL。临床上，常根据全身反应估计出血量（表 2.10）。

表 2.10　出血量估计

项目	轻度	中度	重度
症状	皮肤苍白、头晕、发冷	眩晕、口干、尿少	烦躁不安、出冷汗、四肢厥冷、意识模糊及呼吸深快
血压	正常	下降	显著下降
脉搏/（次/min）	正常或者稍快	100～110	> 120
尿量	减少	明显减少	尿少或者尿闭
出血量/mL	< 500	800～1 000	> 1 500
占血容量/%	10～15	20	30

（3）出血部位：幽门以上部位出血常兼有呕血与黑便，幽门以下部位出血可引起黑便。但与出血量的多少及出血速度相关。

（4）病因与诱因：① 既往有无消化性溃疡、慢性肝炎史，有无服用肾上腺糖皮质激素、吲哚美辛及水杨酸类药物史。② 出血前有无酗酒、进食粗硬或刺激性食物、精神刺激及剧烈呕吐等。

（5）伴随症状：伴有慢性、节律性中上腹疼痛者多为消化性溃疡；伴有脾大、肝掌、腹壁静脉曲张、腹腔积液者，可提示肝硬化门静脉高压导致的食管或胃底静脉破裂出血；若同时伴其他器官出血，则提示可能是血小板减少性紫癜、白血病、再生障碍性贫血或流行性出血热等全身性疾病。

（6）出血是否停止：注意排便次数、颜色变化。若短期内排出柏油样便或暗红色便，常提示有继续出血。出血停止后黑便持续时间与患者排便次数有关。若患者每天排便 1 次，粪便颜色约在 3 天后恢复正常。判断出血是否停止，必须结合临床表现，如血压、脉搏、意识、肠鸣音、血红蛋白、红细胞计数、血细胞比容等进行综合判断。

（7）呕血与黑便的心理反应：有无紧张不安、焦虑、恐惧等情绪的改变。

（四）腹泻与便秘

1. 腹泻

（1）概念：腹泻（diarrhea）是指排便次数增多，粪质稀薄、水分增加，或带有未消化的食物、黏液、脓血。腹泻分为急性腹泻、慢性腹泻，其中病程超过 2 个月者称为慢性腹泻。

（2）病因：正常排便次数因人而异，每天排便 2～3 次或每 2～3 天排便 1 次。每天自粪便排出的水分约为 100～200 mL。若某些病因引起胃肠道分泌增加、吸收障碍、肠蠕动亢进，则可导致腹泻。急性腹泻多由病毒、细菌等引起的肠道疾病、急性中毒、全身性感染、过敏性紫癜、变态反应性肠炎等其他病变所致。慢性腹泻多见于消化系统疾病、全身性疾病、药物副作用及神经功能紊乱。

（3）临床表现：

① 急性腹泻：起病多骤然，每天排便次数可达 10 次以上，粪便量多、稀薄，常含有致病性微生物、食入的毒性物质、红细胞、脓细胞、脱落的肠上皮细胞及黏液等。排便时常伴随肠鸣音活跃、肠绞痛、里急后重，尤以感染性腹泻较为明显。由于肠液为弱碱性，严重腹泻时可出现脱水、电解质紊乱、代谢性酸中毒等情况。

② 慢性腹泻：起病缓慢，或起病急而转为慢性。慢性腹泻患者每天排便次数常增多，伴有或不伴有肠绞痛，或腹泻与便秘交替，粪便常含病理成分。长期腹泻可以导致营养障碍、维生素缺乏、体重减轻、营养不良性水肿。慢性腹泻急性发作时临床表现与急性腹泻相同。

（4）评估要点：

① 既往史与诱因：注意有无与腹泻相关的既往史或不洁饮食、旅行、聚餐史。

② 腹泻特点：腹泻的次数，粪便的量、颜色、性状和气味，使腹泻加重或缓解的因素，如进食油腻食物、受凉等。

③ 腹泻对患者的影响：注意有无失水、消瘦及肛周皮肤破损等改变。

2. 便秘

（1）概念：便秘（constipation）指 7 天内的排便次数少于 2～3 次，粪便干结伴排便困难。

（2）病因：正常排便需要具备以下条件。① 有足够引起正常肠蠕动的肠内容物，即足够的食物量、食物中含适量纤维素及水分。② 肠道张力正常、蠕动功能正常。③ 存在正常排便反射。④ 参与排便的肌肉功能正常。其中的任一条件不能够满足时，即可发生便秘。便秘病因见表 2.11。

表2.11　便秘病因

分类	病因
原发性便秘	① 进食量较少或食物缺乏纤维素，对结肠运动的刺激减少 ② 由于工作紧张，时间、性质改变，以及精神因素等，排便习惯经常受干扰或排便冲动受抑制 ③ 结肠运动功能障碍，多见于年老体弱、活动过少者及肠痉挛所致便秘，如肠易激综合征 ④ 腹肌、盆肌张力不足导致排便动力缺乏，从而造成便秘，如多次妊娠 ⑤ 结肠冗长，食糜残渣经过结肠时水分被过多吸收
继发性便秘	① 结肠良性或恶性肿瘤、肠梗阻、肠粘连及克罗恩（Crohn）病等 ② 腹腔或者盆腔内肿瘤压迫，如子宫肌瘤 ③ 直肠或肛门病变引起肛门括约肌痉挛导致疼痛而惧怕排便，如肛裂、肛瘘、痔疮、肛周脓肿 ④ 甲状腺功能减退、糖尿病、尿毒症等全身性疾病导致肠肌松弛、排便无力。此外，铅中毒引起肠肌痉挛，也可造成便秘 ⑤ 药物影响，如长期滥用泻药造成对药物的依赖，停用则排便困难；应用镇静止痛药、麻醉剂、抗抑郁药、抗胆碱能药、钙通道阻滞剂、神经阻滞剂等导致肠肌松弛引起便秘

（3）临床表现：不同病因所致的便秘常有原发病的表现，如各种病因所致的肠梗阻多有呕吐、腹胀、肠绞痛等；结肠肿瘤、肠结核、克罗恩病可有腹部包块；肠结核、溃疡性结肠炎、肠易激综合征常有便秘与腹泻交替的表现。

① 排便障碍：a. 自然排便次数减少，粪便的量少，并可逐渐加重。b. 排出困难，粪便干硬，难以排出。

② 局部或全身变化：粪块长时间停留在肠道内会引起腹胀、下腹部疼痛；粪便在直肠停留过久，可有下坠感、排便不尽感；粪便过于坚硬，排便时可引起肛门疼痛、肛裂；便秘易导致痔疮。

（4）评估要点：

① 既往史与诱因：注意有无与便秘相关的既往史，以及精神紧张、工作压力、环境改变、长期服用泻药等诱发因素。

② 排便特点：排便频率、性状、量，排便是否费力，并注意与既往排便情况相比较。

③ 对患者的影响：注意有无紧张、焦虑等心理改变。

④ 诊疗及护理经过：包括促进排便措施及其效果。

二、消化系统躯体检查评估

消化系统评估主要是腹部评估，评估之前须嘱老年人排空膀胱，取低枕仰卧位，露出全腹，屈髋屈膝使腹肌放松，两手自然放于躯干两侧。腹部评估采用视诊、触诊、叩诊、听诊等基本方法。但因触诊、叩诊均须向腹部施加一定的压力，刺激肠道的蠕动，影响肠鸣音，所以腹部评估一般按照视诊、听诊、触诊、叩诊顺序进行，其中以触诊最为重要，但记录时顺序不变。

（一）视诊

腹部视诊时，评估者应站于老年人右侧，在光线充足的情况下，自上而下进行全面观察，保持视线与老年人腹部在同一平面上，有利于观察腹部的细微变化。腹部视诊以腹部外形、呼吸运动、胃肠型和蠕动波等最为重要。

1. 腹部外形　观察腹部外形是否对称，有无膨隆、凹陷等。当有腹腔积液、腹部包块时，还应测量腹围（用软尺经脐绕腹一周的周长）。

正常人腹部两侧对称，前腹壁大致处于肋缘至耻骨联合的平面或略低，称为腹部平坦；儿童、肥胖者腹面可高于肋缘至耻骨联合的平面，称为腹部饱满；脐部多呈凹陷状，消瘦者腹部下凹，则称为腹部低平。

（1）腹部膨隆：仰卧位时前腹壁明显高出肋缘至耻骨联合的平面。

① 全腹膨隆：又称弥漫性膨隆，腹部可呈球形或扁圆形。产生原因：a. 腹腔积液。当腹腔内存在大量积液时，如取仰卧位，腹部呈扁平状，并向两侧隆起，称为蛙状腹；如取侧卧位或坐位，液体移动导致下腹部膨隆，常见于肝硬化门静脉高压症、心力衰竭及腹膜转移癌等所致腹腔大量积液（图2.11）。b. 腹腔内积气。腹部外观呈球形，改变体位时腹部外形无明显变化，常见于肠梗阻或肠麻痹引起的胃肠道内积气、胃肠穿孔、治疗性人工气腹。c. 腹内巨大肿块。其可见于巨大卵巢肿瘤、畸胎瘤等。

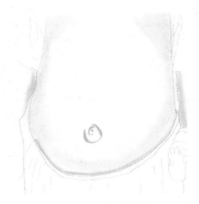

图2.11　腹腔积液

② 局部膨隆：常见于局部脏器肿大、炎性包块、肿瘤、胃肠胀气、腹壁肿物和疝等。鉴别局部包块是来自腹壁还是腹腔，可采用抬头试验，具体方法如下：嘱老年人枕上抬头，使腹肌紧张，若肿块更清楚，则肿块多位于腹壁上；若肿块变得不清楚或消失，则多位于腹腔内。

（2）腹部凹陷：指老年人取仰卧位时前腹壁明显低于肋缘至耻骨联合的平面（图2.12）。

① 全腹凹陷：常见于极度消瘦、严重脱水者，严重时前腹壁几乎贴近脊柱，肋弓、髂嵴和耻骨联合显露，腹外形如舟状，称舟状腹，可见于恶病质（各种慢性消耗性疾病晚期等）。

② 局部凹陷：较少见，可见于腹壁术后瘢痕收缩、腹壁外伤等。

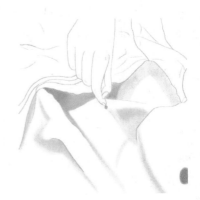

图2.12　腹部凹陷

2. 呼吸运动

腹壁随着呼吸上下起伏，称为腹式呼吸运动。正常成年男性和儿童以腹式呼吸运动为主，成年女性则以胸式呼吸运动为主。腹式呼吸运动减弱常见于腹膜炎、腹腔积液、急性腹痛、腹腔内巨大肿物及妊娠；腹式呼吸运动消失常见于胆或胃肠穿孔所引起的急性腹膜炎或膈肌麻痹等；腹式呼吸运动增强比较少见，可见于癔症。

3. 胃肠型和蠕动波

正常人的腹部一般看不到胃、肠轮廓和蠕动波，但腹壁薄或松弛的老年人、经产妇、极度消瘦者则可见到。当胃肠道发生梗阻时，梗阻近端的胃或肠段饱满而隆起，在腹壁上可见到相应轮廓，称为胃型或肠型，同时伴随该部位蠕动加强，在腹壁可见到从左肋缘下开始，缓慢向右推进的蠕动波，蠕动波一般到右腹直肌下消失。有时可见到自右向左的逆蠕动波。小肠梗阻所致的蠕动波多见于脐部。而肠麻痹时，肠蠕动波则消失。

（二）触诊

消化系统的触诊主要是腹部的触诊。

1. 腹壁紧张度

正常人的腹壁有一定张力，但触之柔软，称为腹壁柔软。某些病理情况可使腹壁紧张度增高或减低。

（1）腹壁紧张度增高：当腹腔容量增加，如有腹腔积液、胀气时，腹壁紧张度增高；当腹腔内的炎症刺激腹膜时，腹肌可出现反射性痉挛。腹壁紧张分为弥漫性腹肌紧张和局限性腹肌紧张两种。弥漫性腹肌紧张常见于以下情况：① 胃肠穿孔、脏器破裂所致的急性弥漫性腹膜炎，腹壁明显紧张，硬如木板，称为板状腹；② 结核性腹膜炎的炎症发展较慢，对腹膜刺激缓慢，并且有腹膜增厚，与肠管、肠系膜粘连，触之柔软并且有抵抗，不易被压陷，犹如揉面团，称为揉面感。局限性腹肌紧张常见于腹部某一脏器炎症波及局部腹膜，如急性阑尾炎导致右下腹紧张，急性胆囊炎导致右上腹紧张。

（2）腹壁紧张度减低：常由腹肌张力减低或消失所致，可见于慢性消耗性疾病、刚放出大量腹腔积液、严重脱水、腹肌瘫痪或重症肌无力患者，也可见于身体瘦弱的老年人和经产妇。腹壁紧张度减低或消失表现为腹壁松弛无力，失去弹性。

2. 压痛与反跳痛

正常人腹部在浅部触诊时一般不会疼痛，重压时则可有不适感。

（1）压痛：由浅入深按压腹部所引起的疼痛，称为腹部压痛，常为病变所在部位，多由炎症、结石、肿瘤等病变引起，压痛多来自该部位的腹壁、腹腔病变。压痛局限于一点，称为压痛点。临床意义较大的压痛点具体如下：① 胆囊点，位于腹直肌外缘与肋缘交界处，常见于胆囊病变。② 阑尾点，又称麦氏点（McBurney point），位于右髂前上棘与脐部连线的中外 1/3 交界处，常为阑尾病变标志。

此外，在上腹部剑突下正中线偏右或偏左出现的压痛点，常见于消化性溃疡；胸部病变常在上腹部或肋下出现压痛点，盆腔病变常在下腹部出现压痛点。

在胆囊未肿大或未肿大到肋缘下时，不能触及胆囊，但可有胆囊触痛。评估者以左手掌平放于老年人的右肋缘部，将拇指用力压于胆囊点处，嘱老年人缓慢深呼吸。在吸气过程中，老年人因发炎的胆囊下移触及用力按压的拇指引起疼痛而突然屏气，称为墨菲（Murphy）征阳性，常见于急性胆囊炎。

（2）反跳痛：当触诊腹部出现压痛后，检查者用并拢的 2~3 根手指放于原处稍微停留片刻，使压痛感趋于稳定后，突然将手抬起，如此时患者感觉疼痛加剧，并常伴痛苦表情或呻吟，称为反跳痛（rebound tenderness）。反跳痛是壁腹膜已经受到炎症累及的征象，提示局限性或弥漫性腹膜炎。腹膜炎患者常有腹肌紧张、压痛、反跳痛，称为腹膜刺激征（peritoneal irritation sign）。当炎症未累及壁腹膜时，可仅有压痛而无反跳痛。

3. 肝脏触诊

通过肝脏触诊主要可了解肝下缘的位置、质地、表面、边缘和搏动等。

（1）触诊方法：评估者站在老年人右侧，老年人取仰卧位，两膝关节屈曲，使腹壁放松并做深呼吸，以使肝脏上下移动。常用方法如下：① 单手触诊法。评估者右手平放于老年人的右侧腹壁上（大致在肝下缘下方），右手四指并拢，掌指关节伸直，示指与中指指端指向肋缘，或将示指侧缘对着肋缘，嘱老年人做缓慢而深的腹式呼吸，触诊的手应与老年人呼吸运动密切配合。当深呼气时腹壁松弛，触诊手指主动下按；当深吸气时腹壁隆起，触诊的手指被动上抬，但仍紧贴腹壁，右手上抬的速度须慢于腹壁抬起的速度，并以指端或桡侧向前上，迎触随膈下移的肝下缘，在右锁骨中线、前正中线分别触诊肝下缘并测量其大小。② 双手触诊法。评估者右手位置同单手触诊法，左手从老年人右腰部后方向上托起肝脏，大拇指固定于右肋缘，触诊时左手向上推，使吸气时右手指更易触及下移的肝下缘。③ 冲击触诊法（沉浮触诊法）。此法主要用于腹腔内存在大量液体，不易触到肿大的肝脏下缘时。

（2）触诊内容：① 大小。正常成年人在右锁骨中线肋缘下一般触不到肝下缘，仅少数正常人可被触及，但在 1 cm 以内；在剑突下触及肝下缘，多在 3 cm 以内，当肝上界正常或升高时，肝下缘超过上述标准，则提示肝大。② 质地。肝脏质地可分为三级，质软、质韧和质硬。正常肝脏质软如触口唇；当发生急性肝炎、脂肪肝时肝脏质地稍韧，慢性肝炎、肝淤血时质韧如触及鼻尖；肝硬化、肝癌时，质硬如触及前额。③ 表面形态及边缘。正常人肝脏的表面光滑，边缘整齐，厚薄一致。脂肪肝、肝淤血时肝边缘圆钝。肝癌患者肝脏表面不光滑，呈不均匀的结节状，边缘厚薄不一。④ 压痛。正常人肝脏无压痛，肝脓肿、肝炎等可有压痛。⑤ 搏动。正常人肝脏不伴有搏动，当三尖瓣关闭不全时，右心室收缩搏动可通过下腔静脉传导到肝，使肝呈现扩张性搏动。

4.脾脏触诊

（1）触诊方法：脾脏触诊常采用单手触诊法或双手触诊法。脾脏明显肿大，位置较为表浅时，单手稍用力即可触及。如果脾脏轻度肿大，并且位置较深，则需要采用双手触诊法进行，被评估者取仰卧位，双腿屈曲，使腹壁松弛，评估者站于老年人右侧，左手放于被评估者左季肋部第 7～10 肋处侧后方，将脾脏由后向前托起，右手平放于腹部，与右肋弓相垂直，从髂前上棘连线水平开始随着被评估者腹式呼吸自下而上进行触诊，直至触及脾下缘或右肋弓。脾脏轻度肿大不易触及时，被评估者可取右侧卧位，右下肢伸直，左下肢屈髋屈膝。

正常情况下，脾脏不能被触及。当内脏下垂、胸腔积液或积气时，膈肌下降，脾脏下移，此时深吸气可触及脾脏边缘，常考虑为脾下移，除此之外还应考虑脾大。

（2）测量脾脏大小：当触及肿大的脾脏时，临床上常用测量方法如下。① 第 I 线（又称甲乙线），指左锁骨中线与左肋缘交点至脾下缘的距离，以厘米为单位表示。② 第 II 线（又称甲丙线），指左锁骨中线与左肋缘交点至脾脏最远点的距离。③ 第 III 线（又称丁戊线），指当脾脏肿大超过前正中线时，测量脾右缘至前正中线的最大距离，以"+"表示；若没有超过前正中线，测量脾右缘至前正中线的最短距离，以"−"表示。

（3）脾脏肿大分度：临床上，将肿大的脾脏分为轻度、中度、高度 3 种。① 轻度肿大：深吸气时，脾下缘不超过肋下 3 cm，常见于急慢性肝炎、伤寒、感染性心内膜炎等。② 中度肿大：脾下缘超过肋下 3 cm 至脐水平线以上，可见于肝硬化、慢性淋巴性白血病等。③ 高度肿大：脾下缘超过脐水平线或前正中线，称巨脾，见于慢性淋巴性白血病、淋巴瘤等。

（三）叩诊

1.腹部叩诊音

正常情况下，腹部叩诊音大部分为鼓音，在肝、脾、增大的膀胱和子宫部位及两侧腹部腰肌处为浊音。当胃肠高度胀气、麻痹性肠梗阻、胃肠穿孔导致气腹时，鼓音明显且范围增大，可在浊音界内出现鼓音，甚至可出现肝浊音界消失。当肝脾高度肿大，腹腔内有肿瘤或大量积液时，鼓音范围缩小，出现浊音或实音。

2.肝脏叩诊

肝脏叩诊采取间接叩诊法确定肝脏的位置、浊音界的大小及肝脏的叩击痛。

（1）肝界叩诊：肝上界被肺所遮盖的部分叩诊为浊音，未被肺遮盖的肝脏叩诊为实音。确定上界时被评估者采取平卧位，平静呼吸，评估者用间接叩诊法，沿右锁骨中线自上而下进行叩诊，当叩诊音由清音转为浊音时，即肝上界，又称肝相对浊音界；未被肺遮盖的肝脏叩诊为实音，称为肝绝对浊音界。确定肝下界时，由腹部鼓音区沿锁骨中线向上叩诊，当鼓音转为浊音时即是肝下界。

在判断肝上下界时要注意体型。匀称体型者，正常的肝脏在右锁骨中线上，其上界在第5肋间，下界在右季肋下缘，两者距离为9～11 cm；在右腋中线上，其上界在第7肋间，下界相当于第10肋骨水平；在右肩胛线上，其上界在第10肋间。矮胖型、妊娠妇女肝上下界均高1个肋间，瘦长体型者则低1个肋间。

肝浊音界扩大可见于肝癌、肝炎、肝淤血和肝脓肿等；肝浊音界缩小可见于肝硬化、急性重型肝炎、胃肠胀气等；肝浊音界消失见于急性胃肠穿孔。

（2）肝区叩痛：评估者左手掌放于被评估者肝区部位，右手握拳轻轻击左手手背，同时观察被评估者面部表情，出现疼痛者见于肝炎、肝脓肿、肝淤血等，正常人肝区无叩痛。

3.腹腔积液叩诊

当腹腔内有中等量以上的积液时，被评估者采取仰卧位，由于重力原因，腹部两侧有液体积聚，叩诊为浊音。评估时，先让被评估者取仰卧位，此时，两侧腹部叩诊呈浊音，中腹部叩诊呈鼓音；被评估者取左侧卧位时，左侧腹部呈浊音，而右侧腹部呈鼓音；再让被评估者采取右侧卧位，这时右侧腹部呈浊音，左侧腹部为鼓音。这种因体位不同而出现浊音区变动的现象，称为移动性浊音，这是腹腔积液的主要征象。当腹腔积液在1 000 mL以上时，叩诊时即可出现移动性浊音。腹腔积液常见原因有肝硬化、结核性腹膜炎、心功能不全及肾病综合征等。

腹腔积液应与卵巢囊肿相鉴别。卵巢囊肿所致浊音在仰卧位时常出现于腹中部，鼓音区则在腹部两侧。卵巢囊肿浊音区不具移动性。尺压试验：被评估者采取仰卧位，评估者用一把尺横置于腹壁上，两手将尺下压，如为卵巢囊肿，则腹主动脉的搏动可经囊肿传到尺，使尺发生与心脏搏动相一致的节奏性跳动；如为腹腔积液，则尺不跳动。

（四）听诊

腹部听诊时，应全面听诊各区，主要听取腹腔脏器、血管和肌肉运动等的各种声音。腹部听诊主要内容有肠鸣音、振水音等。

1. 肠鸣音

肠蠕动时，肠管内的气体和液体随之流动而产生一种断断续续的咕噜声，称为肠鸣音。正常人肠鸣音每分钟 4～5 次。为准确评估肠鸣音的次数及性质，应在固定部位至少听诊 1 min。临床上肠鸣音异常有以下几种情况。

（1）肠鸣音活跃：肠蠕动增强，肠鸣音每分钟可达 10 次以上，音调不特别高，常见于急性胃肠炎、服用腹泻药后和胃肠道大出血。

（2）肠鸣音亢进：肠蠕动增强，肠鸣音每分钟达 10 次以上且声音响亮，音调高亢，呈金属音，可见于机械性肠梗阻。

（3）肠鸣音减弱：肠鸣音明显少于正常情况，甚至数分钟才听到 1 次，主要见于腹膜炎、便秘、低钾血症和胃肠动力低下等。

（4）肠鸣音消失：持续 3～5 min 仍未听到 1 次肠鸣音，可见于急性腹膜炎、麻痹性肠梗阻。

2. 振水音

被评估者采取仰卧位，评估者将听诊器体件置于其上腹部，同时用稍弯曲并拢的四指在被评估者的上腹部做连续迅速的冲击动作，若胃内有液体积存，则可听到胃内气体与液体撞击而产生的"咣啷、咣啷"的声音，称为振水音。

正常人饮入大量液体后，可出现振水音。若清晨空腹或餐后 6 h 以上仍有振水音，则提示有液体在胃内潴留，可见于幽门梗阻、胃扩张等。

任务七　泌尿系统评估

泌尿系统由肾、输尿管、膀胱、尿道及相关的血管和神经等组成。该系统的生理功能主要为生成尿液，排泄代谢产物、毒物、药物，调节水、电解质及酸碱平衡，维持人体内环境稳定。

一、泌尿系统常见症状评估

（一）水肿

1. 概念

水肿指人体组织间隙中有过多液体积聚致组织肿胀。体腔内液体积聚过多称为积液，如胸腔积液、腹腔积液及心包积液等，是水肿的特殊形式。水肿按发生的部位不同，可分为全身性水肿、局部性水肿；按性质可分为凹陷性水肿、非凹陷性水肿。

2. 病因

（1）全身性水肿：①心源性水肿，可见于右心衰竭、心包炎等。②肾源性水肿，常见于慢性肾炎、肾病综合征、肾衰竭。③肝源性水肿，见于肝硬化等。④营养不良性水肿，常见于癌症、重度烧伤等。⑤其他，如甲状腺功能减退可引起黏液性水肿、药物性水肿等。

（2）局部性水肿：①静脉回流受阻，可见于上下腔静脉阻塞综合征。②淋巴回流受阻，如丝虫病等。③炎症性水肿，见于疖、痈等。

3. 临床表现

（1）全身性水肿：液体在机体组织间隙呈弥漫性分布，称为全身性水肿。短时间内液体潴留使体重增加超过10%，指压凹陷明显，称为显性水肿；体重增加在10%以下，早期水肿多不明显，称为隐性水肿。

① 心源性水肿：水肿首先出现于身体的下垂部位，患者取站立位或坐位时，水肿首先发生于双下肢；患者长期卧床时，水肿首先发生在腰骶部；同时伴有颈静脉怒张、肝大、肝颈静脉回流征阳性等，甚至出现胸腔积液及腹腔积液等。

② 肾源性水肿：水肿特点为患者晨起眼睑、颜面部水肿，之后迅速发展为全身水肿，同时伴蛋白尿、血尿等症状。

③ 肝源性水肿：主要表现为腹腔积液，可出现下肢或全身性水肿。其水肿发生较为缓慢，先出现于足、踝部，再呈上行性发展至全身，头面部及上肢常无水肿。

④ 营养不良性水肿：水肿常先从下垂部位开始，立位时下肢明显，水肿出现之前先有消瘦及体重下降等表现，个别患者伴浆膜腔积液、低蛋白血症。

⑤ 其他：a. 黏液性水肿，主要因甲状腺功能减退而产生，水肿以颜面及下肢较为明显，为非凹陷性水肿。b. 特发性水肿，原因不明，多见于女性，水肿与体位存在明显关系，劳累后出现或加重，而休息后则减轻或消失。c. 药物性水肿，用药（如肾上腺皮质激素、雌激素、胰岛素等）后出现轻度水肿，停药后逐渐消退。

（2）局限性水肿：液体积聚于身体的局部组织间隙，称为局限性水肿。

4. 评估要点

（1）既往史：注意询问患者有无循环、消化、泌尿系统疾病既往史，营养与进食情况，月经史，近期是否服用药物，以及服用具体药物的情况等。

（2）水肿特点：注意患者水肿发生的时间、部位、程度、进展速度、变化情况，以及与活动和体位的关系。

（3）记录出入液体量：观察患者尿量，记录24 h液体出入量，判断液体出入量是否平衡，饮食中应严格控制钠盐的摄入。

（4）伴随症状：① 伴肝大，常见于心源性水肿、肝源性水肿。若同时伴颈静脉怒张、肝颈静脉回流征阳性，为心源性水肿；若同时伴有恶心、呕吐、食欲不振、蜘蛛痣、黄疸，则为肝源性水肿。②伴尿液改变，常见于肾源性水肿。③伴消瘦、体重减轻，常见于营养不良性水肿。④伴呼吸困难，常见于上腔静脉阻塞综合征。

（二）排尿异常

1. 少尿和无尿

（1）概念

正常成年人24 h尿量约为1 000～2 000 mL。如24 h尿量少于400 mL或每小时尿量少于17 mL，称为少尿。如24 h尿量少于100 mL或12 h完全无尿，称为无尿或尿闭。

（2）病因

① 肾前性少尿：任何原因引起有效循环血容量不足使肾血流量减少，见于休克、重度脱水、心力衰竭及肝肾综合征等。

② 肾性少尿：肾实质病变所致肾小球和肾小管功能损害，常见于急性肾炎、急进性肾炎、急性间质性肾炎和急性肾小管坏死等。

③ 肾后性少尿：任何原因所致尿路梗阻，如结石、血凝块、前列腺肥大、瘢痕形成、肿瘤压迫及神经源性膀胱等。

（3）临床表现

少尿除了尿量减少以外，常有原发病的表现和伴随症状。① 少尿伴肾绞痛，常见于肾动脉血栓或栓塞、肾结石。② 少尿伴随心悸气促、胸闷不能平卧，常见于心力衰竭。③ 少尿伴大量蛋白尿、水肿、高脂血症、低蛋白血症，常见于肾病综合征。④ 少尿伴随乏力、食欲减退、腹腔积液、皮肤黄染，多见于肝肾综合征。

（4）评估要点

① 确定是否存在少尿、无尿：通过24 h尿量测定即可明确。

② 既往史与诱因：有无与少尿、无尿相关的既往史，如休克、重度脱水、肾病综合征、肝肾综合征、心力衰竭及肾实质病变所致肾小球和肾小管功能损害、尿路梗阻等。

③ 少尿、无尿对患者的影响：是否存在电解质紊乱、精神紧张、焦虑等改变。

2. 多尿

（1）概念

24 h尿量超过2 500 mL，称为多尿。

（2）病因

① 暂时性多尿：短时间摄入过多水、饮料及含水分过多的食物；使用利尿剂后，可出现短时间的多尿。

② 持续性多尿：常见原因有以下几种。a. 内分泌代谢障碍，如尿崩症、糖尿病及原发性醛固酮增多症等。b. 肾脏疾病，如引起肾小管浓缩功能不全的慢性肾炎、慢性肾盂肾炎、肾小管性酸中毒、急性肾衰竭多尿期等。c. 精神因素，如精神性多饮，患者常自觉烦渴从而大量饮水导致多尿。

（3）临床表现

多尿除尿量增多以外，通常有原发病的表现和伴随症状。① 多尿伴烦渴多饮、低比重尿，可见于尿崩症。② 多尿伴多饮、多食、消瘦，常见于糖尿病。③ 多尿伴高血压、低血钾、周期性瘫痪，可见于原发性醛固酮增多症。④ 多尿伴酸中毒、骨痛、肌麻痹，常见于肾小管性酸中毒。⑤ 少尿数天后出现多尿，多见于急性肾小管坏死恢复期。⑥ 多尿伴神经症症状，可能是精神性多饮。

（4）评估要点

① 判断是否存在多尿：记录 24 h 尿量。

② 既往史与诱因：注意有无与多尿相关的既往史，如糖尿病、尿崩症、急性肾衰竭、精神性多尿等。

③ 多尿对患者的影响：有无脱水及电解质紊乱，是否影响睡眠。

3. 血尿

（1）概念

血尿包含镜下血尿、肉眼血尿。肉眼观察尿液无血色，而显微镜检查红细胞大于 3/HPF（高倍视野），称为镜下血尿。1 000 mL 尿液中含有 1 mL 以上血液，且尿液外观呈红色，称为肉眼血尿。

（2）病因

血尿是泌尿系统疾病最常见的症状之一。98% 的血尿由泌尿系统疾病所引起，2% 的血尿由全身性疾病或者泌尿系统邻近器官病变所致。

（3）临床表现

根据出血量的多少，肉眼血尿呈现不同颜色。尿液呈现淡红色像洗肉水样，提示 1 000 mL 尿液中含有 1 mL 以上的血液。严重出血时，尿液可呈血性。肾脏出血时，尿液因与血液混合均匀，呈现暗红色；膀胱或前列腺出血时的尿色鲜红，有时伴有血凝块。

（4）评估要点

① 确定是否存在血尿：如尿液呈暗红色、酱油色，无混浊、无沉淀，显微镜检查无或仅有少量红细胞，可能是血红蛋白尿；因服用某些药物如大黄、利福平，或进食某些红色的蔬菜，尿液也可呈红色，但显微镜检查无红细胞。

② 既往史与诱因：注意有无与血尿相关的既往史，如肾脏病、泌尿系统感染、结石、结核等，以及使用器械操作、外伤史、有关药物治疗史等诱发因素。

③ 血尿对患者的影响：有无焦虑、恐惧等心理的改变。

4.尿频、尿急和尿痛

（1）概念

尿频指单位时间内排尿的次数增多。正常成年人白天排尿4~6次，夜间0~2次。尿急指患者一有尿意即迫不及待需要排尿，难以控制。尿痛指患者在排尿时感到耻骨上区、会阴部、尿道内疼痛或有烧灼感。尿频、尿急、尿痛合称为膀胱刺激征。

（2）病因

尿频、尿急和尿痛的病因较多，其中最常见的为尿路感染。

（3）临床表现

尿频、尿急、尿痛的临床表现较多，具体见表2.12。

表2.12　不同病因所致尿频、尿急、尿痛的临床表现

病因	临床表现
尿路感染	夜尿增多、尿液混浊、尿道有分泌物（男性），也可有排尿费力或困难
膀胱结石	终末血尿、膀胱痉挛性疼痛（耻骨弓上方）或尿流突然中断
膀胱癌	无痛性血尿
良性前列腺增生	进行性排尿困难、尿流变细，有尿不尽或尿液不能排空感

（4）评估要点

①排尿特点：注意询问排尿次数、尿量，是否伴有尿急、尿痛等症状。

②既往史与诱因：注意有无与尿频、尿急、尿痛相关的既往史，或精神紧张、中枢神经系统受损等诱发因素。

③对患者的影响：有无焦虑及睡眠形态的改变等。

5.尿失禁与尿潴留

（1）概念

尿失禁指膀胱内的尿液不受控制而自行流出。尿失禁可以是暂时性的，也可以是持续性的，尿液可以大量流出也可以点滴溢出。

尿潴留指膀胱排空不完全或停止排尿。其中，尿液完全不能排出称为完全性尿潴留；尿液不能完全排出，排尿后残余尿量大于100 mL，称为不完全性尿潴留。

（2）病因与发生机制

尿失禁、尿潴留的病因与发生机制见表2.13。

表2.13　尿失禁和尿潴留的病因与发生机制

病变	病因分类	发生机制
尿失禁	压力性尿失禁	尿道括约肌张力减低或骨盆底部尿道周围肌肉、韧带松弛，导致尿道的阻力下降
	反射性尿失禁	骶部脊髓低级排尿中枢与高级排尿中枢的联系中断
	急迫性尿失禁	逼尿肌张力增高、反射亢进，膀胱收缩不受控制
	功能性尿失禁	躯体或认知功能障碍
	溢出性尿失禁	膀胱出口梗阻或逼尿肌失去正常的张力，膀胱过度充盈

（续表）

病变	病因分类	发生机制
尿潴留	机械性梗阻	尿道炎症、损伤、结石或者肿瘤，前列腺因肥大而压迫等所致
	动力性梗阻	排尿中枢或周围神经损害，导致膀胱逼尿肌无力或尿道括约肌痉挛

（3）临床表现

① 尿失禁：尿失禁是最常见而又最易漏诊的症状之一，是导致患者社交回避、丧失独立生活能力的一个主要原因。a. 压力性尿失禁：表现为在咳嗽、打喷嚏、大笑、跑跳、举重物、姿势改变（如坐位改为站立）等腹压增加时，不自主地漏尿。b. 反射性尿失禁：患者在感觉不到尿意的情况下，突然不自主地间歇性排尿，排尿前可有出汗、颜面潮红、恶心等。c. 急迫性尿失禁：患者尿意紧急，多来不及如厕即有尿液不自主地流出，常伴有尿频和尿急。d. 功能性尿失禁：患者能感觉到膀胱充盈，但由于精神、运动障碍或者药物作用，不能及时排尿，需要在他人帮助下才可正常排尿。e. 溢出性尿失禁：尿失禁的量可以很小，常呈持续滴漏状，从而使得漏出的总量较大。身体评估可发现膀胱充盈，排尿后膀胱残余尿量增加。患者多伴有排尿困难，甚至尿潴留表现。

② 尿潴留：患者自觉膀胱胀满，但因不能排出尿液而辗转不安。在触诊或叩诊膨胀的膀胱区时，患者可有尿意。

（4）评估要点

① 确定尿失禁或尿潴留：尿失禁是间断性还是持续性的，注意询问每次的尿量、排尿前有无尿意及有无诱因；尿潴留发生的时间、缓急及伴随症状。

② 既往史与诱因：注意询问有无与尿失禁、尿潴留相关的既往史，或尿路感染、结石排出、尿道手术、使用器械操作等诱发因素。

③ 对患者的影响：有无自卑、紧张、恐惧、焦虑、抑郁等心理改变；有无因尿失禁影响正常的社会交往；有无下腹部胀痛、烦躁、辗转不安等。

二、泌尿系统躯体检查评估

（一）触诊

泌尿系统的触诊主要是触诊压痛点，包括季肋点、上/中输尿管点、肋脊点、肋腰点，具体部位及临床意义见表 2.14。

表 2.14　泌尿系统的触诊压痛点、部位及相应临床意义

压痛点	部位	临床意义
季肋点	第 10 肋前端	肾脏病变
上输尿管点	脐水平的腹直肌外缘	输尿管结石、结核或炎症
中输尿管点	髂前上棘水平的腹直肌外缘	输尿管结石、结核或炎症
肋脊点	第 12 肋骨与脊柱的夹角（肋脊角）的顶点	肾盂肾炎、肾结石、肾结核、肾脓肿
肋腰点	第 12 肋骨与腰肌外缘夹角的顶点	肾盂肾炎、肾结石、肾结核、肾脓肿

（二）叩诊

泌尿系统的叩诊主要为肾脏的叩诊。

一些隐藏于肾实质内的炎症，可无压痛而仅有叩击痛。可通过评估肋脊角叩击痛来检查肾脏病变。被评估者取坐位或侧卧位，评估者用左手掌平放于患者肋脊角处（肾区），右手握拳用由轻到中等的力量叩击左手背。正常情况下，肋脊角无叩击痛。当肋脊角处有不同程度的叩击痛时，这常提示肾脏病变，可见于肾炎、肾盂肾炎、肾结石、肾结核和肾周围炎。

任务八 运动系统评估

运动系统的组成包含骨、关节和骨骼肌三部分。骨骼肌附着于骨，受神经系统支配，可以收缩和舒张并牵动骨，通过关节产生运动。在运动过程中，骨起到杠杆的作用，运动的枢纽在关节，而骨骼肌则是运动器官。

一、运动系统常见症状评估

（一）关节疼痛与肿胀

关节疼痛是关节受累最常见的首发症状，也是患者就诊的主要原因。几乎所有风湿性疾病均可以引起不同程度的关节疼痛及肿胀，这多由关节腔积液或滑膜肥厚所导致，是滑膜炎或周围组织炎的重要体征。

1. 临床表现

关节疼痛在骨关节炎的主要表现为关节局部的疼痛和压痛，负重关节和双手关节最易受累。一般早期轻度或中度间断性隐痛，常于休息时好转，而活动后加重。随病情的进展可出现持续性疼痛，导致活动受限。关节局部可有压痛，伴有关节肿胀时尤为明显。关节疼痛常在阴雨、潮湿天气加重。

关节肿胀早期为关节周围的局限性肿胀，随着病情进展可出现关节弥漫性肿胀、滑囊增厚或伴有关节积液，后期可在关节部位触及骨赘。

关节肿痛在风湿疾病中的主要表现常因具体疾病的不同而有差别，具体如下：① 类风湿关节炎：影响腕、掌指、近端指间关节等小关节，多呈对称性分布，持续性疼痛。② 系统性红斑狼疮：侵犯四肢关节，其中以指、腕、肘、膝关节多见，呈对称性多关节炎，疼痛、肿胀、日晒后加重，出现晨僵。③ 强直性脊柱炎：以骶髂关节、髋、膝、踝关节受累最为常见，多为不对称性，呈现持续性疼痛。④ 风湿性关节痛：多呈游走性疼痛。⑤ 痛风：常累及单侧第一跖趾关节，疼痛较为固定且剧烈。

2. 评估要点

（1）评估四肢关节和脊柱有无压痛、触痛、肿胀、局部发热、畸形状态，以及活动和功能受限的程度等。

（2）评估疼痛起始时间、起病特点、起病年龄、疼痛的程度，是缓慢还是急骤发作，游走性疼痛还是固定部位疼痛，呈发作性还是持续性，是否可逆；有无诱发、缓解因素和方法。

（3）注意疼痛严重程度是否与活动相关，疼痛是否在休息时、运动时或均存在，有无因运动而加重；受累部位是大关节还是小关节，是多关节还是单关节，或者累及中轴脊柱；有无影响关节的附属结构（肌腱、韧带、滑囊等）；有无晨僵及持续时间，如何缓解等。

（4）伴随症状及体征，如乏力、食欲减退、长期低热、皮肤日光过敏、皮疹、蛋白尿、少尿、血尿、口眼干燥、心血管或呼吸系统症状等。

（二）关节僵硬与功能受限

关节僵硬与功能受限指患者在晨起或静止一段时间和休息后，当准备活动时出现的一种关节局部的不适状态，有黏着感或关节僵直感，晨起时表现最为明显，故称晨僵。晨僵是判断滑膜关节炎症活动的客观指标，其常见于风湿病、骨关节炎等疾病。

1. 临床表现

晨僵是类风湿关节炎活动的重要指标之一，95%以上类风湿关节炎患者会出现晨僵，持续时间大于 1 h。晨僵持续时间与关节炎症严重程度呈正相关。

2. 评估要点

（1）评估晨僵出现的部位、起始时间及有无诱发和缓解因素。

（2）注意评估晨僵持续时间和关节炎症严重程度之间的关系。

二、运动系统躯体检查评估

运动系统评估主要是脊柱与四肢的评估，脊柱、四肢检查评估时以视诊为主，结合触诊和叩诊进行。

（一）脊柱评估

脊柱评估主要包括脊柱弯曲度、脊柱活动度、脊椎压痛和叩击痛等。

1. 脊柱弯曲度

正常人脊柱有四个生理性弯曲部位，即颈段、腰段向前凸，胸段、骶段向后凸，近似"S"形。评估时被评估者取直立位或坐位，评估者从侧面观察有无过度的前后弯曲；观察脊柱是否存在侧凸时，用手指沿棘突以适当的压力从上向下滑压，皮肤上即会出现一条红色充血线，借此即可做出判断。

（1）脊柱前凸：可发生于腰椎，常见于大量腹腔积液、腹腔巨大肿瘤、髋关节结核及先天性髋关节脱位等。

（2）脊柱后凸：多发生于胸段，见于佝偻病、胸椎结核、类风湿性脊柱炎、老年人骨质退行性改变及外伤性胸椎骨折。

（3）脊柱侧凸：可分为姿势性侧凸和器质性侧凸两种。姿势性侧凸常见于儿童发育期坐姿不良、椎间盘脱出症及脊髓灰质炎后遗症等，改变体位如平卧或向前弯腰时可使侧凸消失；器质性侧凸常见于佝偻病、脊椎损伤、慢性胸膜肥厚、胸膜粘连及肩部畸形等，改变体位则不能使侧凸得到纠正。

2. 脊柱活动度

正常情况下，脊柱有一定的活动度，但各部分的活动范围常明显不同，颈段、腰段活动范围较大，胸段活动范围则较小，骶段几乎不活动。评估时，嘱被评估者做前屈、后伸、侧弯、旋转等动作，以观察脊柱活动情况。

脊柱活动受限常见于软组织损伤、骨质增生、骨质破坏、椎间盘突出及脊椎骨折或脱位。

3. 脊椎压痛与叩击痛

评估脊椎压痛时，被评估者取坐位，评估者用右手拇指自上而下逐个按压脊椎棘突，观察有无压痛。叩击痛有两种评估方法。

（1）直接叩击法：用叩诊锤或手指直接叩击各脊椎棘突。

（2）间接叩击法：被评估者采取坐位，评估者左手掌面置于被评估者头顶上，右手半握拳以小鱼际肌部叩击左手，观察被评估者有无疼痛。

正常人脊椎无压痛和叩击痛。脊椎病变时，局部有压痛与叩击痛，见于脊椎结核、骨折、肿瘤及椎间盘突出等。急性腰肌劳损时，脊椎两侧肌肉有压痛。

（二）四肢评估

四肢评估以视诊、触诊为主，评估内容主要有四肢及其关节的形态，以及肢体位置、活动度或者运动情况等。

1. 形态异常

（1）杵状指：杵状指主要是手指、足趾末端增生、肥厚，呈杵状膨大，又称槌状指（图2.13）。这可能与慢性缺氧、代谢障碍及中毒性损害有关。临床常见于支气管扩张、肺脓肿、慢性脓胸、原发性支气管肺癌、发绀型先天性心脏病、亚急性感染性心内膜炎及肝硬化等。

（2）匙状指：匙状指又称反甲，特点为指甲中央凹陷，边缘隆起，指甲变薄，表面粗糙有条纹（图2.14）。匙状指多见于缺铁性贫血，偶见于风湿热。

（3）膝内、外翻：正常人双脚并拢直立时，两膝及双踝均能靠拢。如双脚内踝部靠拢时，两膝却向外分离，称膝内翻，又称O形腿畸形（图2.15）。当两膝靠拢时，两内踝分离，称膝外翻，又称X形腿畸形。膝内、外翻畸形常见于佝偻病及大骨节病等。

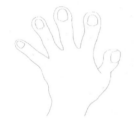
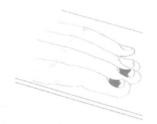
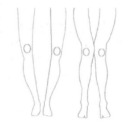

图2.13 杵状指示意图　　　　图2.14 匙状指示意图　　　　图2.15 膝内、外翻示意图

（4）足内、外翻：正常人当膝关节固定时，足掌均可向内翻、外翻达35°。足掌部呈固定性内翻、内收畸形，称为足内翻；足掌部呈固定性外翻、外展畸形，称为足外翻。这两种畸形常见于先天性畸形、脊髓灰质炎后遗症。

2. 下肢静脉曲张

下肢静脉曲张表现为小腿静脉呈现蚯蚓状弯曲及怒张，严重者出现腿部肿胀，局部皮肤呈暗紫色或有色素沉着，可形成经久不愈的溃疡。下肢静脉曲张常见于栓塞性静脉炎患者。

3. 运动功能障碍

主要评估四肢伸屈、内收、外展、旋转运动及抵抗能力。嘱被评估者做主动运动或被动运动，观察关节的活动幅度、有无活动受限或疼痛。四肢神经-肌肉组织或关节的损害均可引起运动功能障碍。

思政案例

血压计的发明简史

血压计的发明与研制源于18世纪初的英国。英国医生哈尔斯把自己饲养的一匹马作为测量血压的对象。他将一根9 ft（1 ft=30.48 cm）长的玻璃管与一根铜管的一端相连接，接着将铜管的另一端插入马腿的动脉内，然后使玻璃管垂直，马腿动脉血管里的血顺着玻璃管上升，这样就测得马的血压。这就是世界上的第一次血压测量。但是，这样测量血压既不安全，也不方便，特别是对血管的破坏很严重，难以用于人体。于是，1896年，意大利人里瓦·罗克西在哈尔斯的试验基础上，终于改制成了一种不破坏血管的血压计。这种血压计由袖带、压力表和气球三个部分构成。测量血压时，将袖带平铺缠绕在手臂上部，用手捏压气球，然后观察压力表跳动的高度，以此推测血压的数值。但是，它也有很大的缺陷，只能测量动脉的收缩压，而且测量数值欠准确。为了克服这些不足，大约10年后，俄国人尼古拉·科洛特科夫虽仍采用罗克西的血压计的基本构造，但在测定血压时，另在袖带里面靠肘窝内侧动脉搏动处放上听诊器，既能测量收缩压，又能测量舒张压。这种血压测量方法既科学，又安全、准确。所以，它一直沿用至今。

思政元素：激发学生刻苦钻研、努力探索、不怕失败、勇于创新的精神，启发学生在工作中要有严谨科学的态度，培养学生吃苦耐劳的精神。

 思考题

1. 呼吸系统主要的症状和体征有哪些，评估要点是什么？
2. 循环系统主要的症状和体征有哪些，如何进行评估？
3. 神经系统主要的症状和体征有哪些，评估要点是什么？

老年人躯体功能评估

【学习目标】

素质目标

（1）树立严谨科学的工作作风，具备良好的团队协作精神；

（2）具有爱老、敬老、尊老、孝老的素养和良好的沟通能力。

知识目标

（1）掌握老年人日常生活活动能力和运动功能评估的内容、评估工具、相关功能受损的表现及康复指导的内容；

（2）熟悉老年人日常生活活动能力、运动功能评估的目的和意义；

（3）了解老年人日常生活活动能力、运动功能的影响因素。

能力目标

具有对老年人日常生活活动能力和运动功能进行评估的能力。

任务一　日常生活活动能力评估

【案例导入】

王爷爷，78岁，日常可以自己吃饭、梳头、刷牙、洗脸；可以控制大小便；可以下地行走超过45 m，但不能上下楼梯；洗澡、穿衣、上厕所等需要家人帮助；转移到椅子上时，需要家人帮助。

请问：如何对王爷爷的日常生活活动能力进行评估？

一、日常生活活动能力概述

（一）日常生活活动概念

日常生活活动（activities of daily living，ADL）是指为了维持生存及适应生存环境，每天必须反复进行的、最基本的、最具有共性的活动。日常生活活动能力反映了人们在家庭（或医疗机构）内和社区中活动的最基本的能力，是国内外常用的评定躯体功能状况的指标。

（二）日常生活活动的分类

日常生活活动包括基础性日常生活活动和工具性日常生活活动两个层次。

1. 基础性日常生活活动（basic activities of daily living，BADL）

基础性日常生活活动是指基本的自身照顾能力，包括维持基本生活需要的自我照顾能力和最基本的自理能力，如更衣、进食、修饰、如厕、洗澡和大小便等自理活动和转移、行走、上下楼梯等身体活动。其评估结果可反映较粗大的运动功能，适用于残疾较重的老年人，常应用于医疗机构。

2. 工具性日常生活活动（instrumental activities of daily living，IADL）

工具性日常生活活动是指人们在居家或社区中独立生活所需的关键性的、较高级的技能，一般需要借助工具进行，如做饭、洗衣、打扫卫生、购物、乘坐交通工具、就医、服药及使用冰箱、微波炉、煤气灶等。其评估结果反映较精细的运动功能，常应用于社区中的残疾人和老年人。

（三）日常生活活动能力影响因素

老年人日常生活活动能力受生理、心理和社会三个方面的因素影响，主要包括年龄、性别、文化程度、经济状况、婚姻状况、视力、听力、疾病、心理、情绪、生活方式、所处地域及家庭功能状况等多种因素，所以对老年人的日常生活活动能力评估应客观、全面、严谨。

（四）日常生活活动能力受损的表现

老年人基础性日常生活活动能力受损表现为体位转移能力和个人卫生自理能力减退

或消失。老年人工具性日常生活活动能力受损主要表现为老年人独立生活能力下降，如购物、做饭、使用电话、使用交通工具等均需要他人协助才能完成。

（五）日常生活活动能力受损的后果

1. 生理方面

老年人日常生活活动能力受损后，运动功能和日常生活活动受到限制，容易发生压疮、跌倒、坠床及营养失调等并发症，给老年人带来生理不适。

2. 心理方面

老年人日常生活活动能力受损后，自我照顾能力降低，需要家人照顾，同时参与家庭活动减少，家庭角色、家庭地位发生变化，这些会使老年人变得消极、孤独，甚至诱发抑郁等心理障碍。

3. 社会方面

老年人日常生活活动能力受损后，参与社会活动的机会减少，社会角色、社会地位发生改变。老年人日常生活活动能力下降后，须进行疾病治疗、照护或康复训练，给家庭和社会带来经济负担。

二、日常生活活动能力评估的目的

（1）评估者可以根据评估结果判断老年人能否独立及独立的程度，分析导致独立生活能力下降的原因，判定老年人的生存状态。

（2）根据评估结果，拟定老年人在治疗、照护、训练等方面的具体目标，并为制订诊断、治疗方案，确定照护级别，以及制订训练计划提供依据。

（3）对老年人日常生活活动能力进行动态评估，可以明确各项治疗、照护、训练方案是否有效，根据效果评价、修订或重新制订相关方案。

（4）基础性日常生活活动评估结果与因病而致日常生活活动能力下降的老年人的预后具有一定相关性，老年人发病1个月内，基础性日常生活活动评分越低，死亡率越高。基础性日常生活活动评分为40~60分者康复效果最佳。

三、日常生活活动能力评估方法及评估工具

老年人日常生活活动能力评估需要根据老年人的实际情况，结合各种量表评估，也可以选择其他可行的方法。

（一）评估方法

1. 量表法

采用经过标准化设计，信度和效度检验的，具有统一内容、统一评定标准的量表进行评估，常用于养老机构、医疗机构和其他专业的评估机构。

2. 观察法

（1）直接观察法：直接观察法是评估者直接观察老年人各项日常生活活动的实际完成情况，是最常用、最基本的评估方法。评估者可在老年人的实际生活环境中直接观察老年人，也可在日常生活活动评估训练室进行评估。

评估时评估者应注意选择合适的时间，可在老年人起床时观察其穿衣、洗漱、修饰等活动，进餐时观察其进食能力等。直接观察法结果可靠，但为体弱的老年人评估时需要分时间段或分项目完成评估，所需时间较长；另外有些项目不方便直接观察，如大小

便和沐浴，可以采用间接评定法。

（2）间接评定法：间接评定法是评估者通过向老年人或其家属、照护人员等了解情况，用来评估其功能状态的一种方法。这种方法的优点是实施简单便捷。

3. 提问法

提问法包括口头提问和问卷提问，评估者可以采取打电话、发电子邮件等形式。在评估的过程中让老年人本人接受评估，如因体力虚弱、认知障碍等不能回答问题，请老年人家属或照护人员回答。这种方法的优点是评估简便、节约时间，可在较短时间内得到评估结果，且有利于评估一些不方便直接观察的较私密的活动；缺点是准确性难以衡量，可与直接观察法结合使用。

（二）评估工具

1. 基础性日常生活活动能力量表

（1）量表构成：目前最常使用的基础性日常生活活动能力量表是 Barthel 指数量表。该量表包括进食、洗澡、修饰、穿衣、控制大便、控制小便、如厕、床椅转移、平地行走、上下楼梯共 10 项内容（表 3.1）。总分为 100 分，得分越高，独立性越好，依赖性越低。

表 3.1　Barthel 指数量表

项目	评分标准	得分
1. 进食	10 分：能在合适的时间内独立进食各种正常食物，可使用必要的辅助器具，不包括取饭、做饭	
	5 分：需要部分帮助（如夹菜、切割、搅拌食物等）或需要较长时间	
	0 分：较多或完全地依赖他人	
2. 洗澡	5 分：无需指导，能独立完成洗澡全过程（可为池浴、盆浴或淋浴）	
	0 分：不能独立完成，需要依赖他人	
3. 修饰	5 分：独立完成刷牙（包括固定义齿）、洗脸、梳头、剃须（使用电动剃须刀者应会插插头）等	
	0 分：不能独立完成，需要依赖他人	
4. 穿衣	10 分：能独立完成穿脱全部衣服，包括系扣、拉拉链、穿脱鞋、系鞋带、穿脱支具	
	5 分：需要部分帮助，但在正常时间内至少能独立完成一半	
	0 分：较多或完全地依赖他人	
5. 控制大便	10 分：能控制，没有失禁，如需要能使用栓剂或灌肠剂	
	5 分：偶尔失禁（每周少于 1 次），或需要在帮助下使用栓剂或灌肠剂	
	0 分：失禁或昏迷	
6. 控制小便	10 分：能控制，没有失禁，如需要使用器具，能无需帮助自行处理	
	5 分：偶尔失禁（每 24 h 少于 1 次）	
	0 分：失禁或昏迷	

（续表）

项目	评分标准	得分
7. 如厕	10分：能独立进出厕所或使用便盆，无助手时能解、穿衣裤和进行便后擦拭、冲洗或清洁便盆	
	5分：在保持平衡，解、穿衣裤或处理卫生等方面需要帮助	
	0分：依赖他人	
8. 床椅转移	15分：能独立完成床到轮椅、轮椅到床的转移全过程，包括从床上坐起，锁住车闸，移开脚踏板	
	10分：需要较少帮助（1人帮助）或语言的指导、监督	
	5分：可以从床上坐起，但在进行转移时需要较多帮助（2人帮助）	
	0分：不能坐起，完全依赖他人完成转移过程	
9. 平地行走（45 m）	15分：能独立平地行走45 m，可以使用矫形器、假肢、拐杖、助行器，但不包括带轮的助行器	
	10分：在1人帮助（体力帮助或语言指导）下能平地行走45 m	
	5分：如果不能走，能独立使用轮椅行进45 m	
	0分：不能完成	
10. 上下楼梯	10分：能独立完成，可以使用辅助器械	
	5分：活动中需要帮助或监护	
	0分：不能完成	
总分		

（2）Barthel 指数量表总分结果判定如下：

① 100 分：表示老年人各项基础日常生活活动能力良好，可以自理。

② 75～95 分：评定为良，老年人虽有轻度功能缺陷，但日常生活基本能够自理。

③ 50～70 分：表示老年人有中度功能缺陷，日常生活需要一定帮助。

④ 25～45 分：表示老年人有严重功能缺陷，日常生活明显依赖他人。

⑤ 0～20 分：为完全残疾，日常生活需要完全依赖他人（极严重功能缺陷）。

⑥ ＞40 分：老年人康复治疗效益最大。

2. 工具性日常生活活动能力量表

（1）量表构成：最常用的是 Lawton-Brody 工具性日常生活活动能力量表，见表 3.2。

表 3.2　Lawton-Brody 工具性日常生活活动能力量表

项目	评分标准	得分
1. 购物	3分：独立完成所有购物需求	
	2分：独立购买日常生活用品	
	1分：每一次上街购物都需要人陪伴	
	0分：完全不上街购物	

（续表）

项目	评分标准	得分
2. 家务	4分：能做比较繁重的家务或偶尔做家务（如搬动沙发、擦地板、擦窗户）	
	3分：能做比较简单的家务，如洗碗、铺床、叠被	
	2分：能做家务，但不能达到可被接受的整洁程度	
	1分：所有家务都需要别人协助	
	0分：完全不能做家务	
3. 理财	2分：可独立处理财务	
	1分：可处理日常购物，但需要别人协助与银行的往来或大宗买卖	
	0分：不能处理财务	
4. 食物储备	3分：能独立计划、烹煮和摆设一顿适当的饭菜	
	2分：如果准备好一切佐料，会做一顿适当的饭菜	
	1分：会将已做好的饭菜加热	
	0分：需要别人把饭菜做好、摆好	
5. 交通	4分：能够自己搭乘大众交通工具或自己开车、骑车	
	3分：可搭出租车或大众交通工具	
	2分：能够自己搭乘出租车但不会搭乘大众交通工具	
	1分：当有人陪伴时可搭乘出租车或大众交通工具	
	0分：完全不能出门	
6. 使用电话	3分：独立使用电话，含查电话簿、拨号等	
	2分：仅能拨熟悉的电话号码	
	1分：仅会接电话，不会拨电话	
	0分：完全不会使用电话或不适用	
7. 洗衣	2分：自己清洗所有衣物	
	1分：只清洗小件衣物	
	0分：完全依赖他人洗衣服	
8. 服药	3分：能自己负责在正确时间服用正确的药物	
	2分：需要提醒或少许协助	
	1分：如果事先准备好服用的药物分量，可自行服用	
	0分：不能自己服药	
总分		

（2）Lawton-Brody 工具性日常生活活动能力量表结果判定：评分越低，老年人失能程度越大。购物、家务、食物储备、交通、洗衣 5 项中有 3 项以上需要协助，即为轻度失能。

四、日常生活活动能力评估结果的应用

（一）指导实施干预措施

根据老年人功能缺陷程度不同，常采取以下干预措施。

1. 康复训练

针对老年人不同的日常生活活动评估结果，实施针对性的康复训练方案。

（1）轻度功能缺陷的老年人：康复训练的重点是创造康复训练环境及提供必要的设施，指导老年人做有氧运动，从而提高和改善老年人的自理能力。

（2）中度功能缺陷的老年人：主要是加强床下肢体功能的康复训练；同时加强转移功能的训练，包括床与轮椅间的转移、站立、室内外的步行、上下楼梯等训练。

（3）严重功能缺陷的老年人：康复训练的重点主要是指导、协助老年人床上及轮椅上肢体功能的康复训练，如良好的体位、翻身移动训练、按摩和被动运动患肢。

（4）极严重功能缺陷的老年人：重点是给予床上肢体功能的康复训练。

2. 营养照护

向老年人及家属说明营养状况对功能状态的影响，鼓励并协助老年人摄入充足的营养，保证老年人身体基本需要，提高其对康复训练的耐受力。

3. 心理照护

鼓励老年人恢复日常生活活动能力的信心，及时肯定康复训练的进步，增强老年人的信心，预防心理疾病的发生，增强老年人自主活动的积极性。

4. 生活照护

为老年人配置合适的老年照护产品，协助老年人进食、洗澡、修饰、穿衣、如厕等生活活动，将日常用品放于老年人伸手可及处，提高老年人的自理能力。

（二）预防能力下降

（1）疾病是使老年人日常生活自理能力下降的重要因素，早期诊断、积极治疗、防止病情加重或复发，是提高老年人生活质量的重要措施。

（2）增强老年人的自立支援的意识，避免被过度照顾，鼓励老年人坚持自我照顾的行为，维护自我照顾的能力。

（3）鼓励老年人采取健康的生活方式，戒烟、戒酒、注意营养均衡，保持有节律的起居是提高老年人生活活动能力的重要措施。

（4）鼓励老年人坚持适度的有氧运动，保持或恢复全身或局部的运动及感觉功能，增强关节的活动度，提升老年人的身体素质，从而提高老年人的自理能力。

（5）对老年人进行心理照护有助于帮助老年人形成良好的心理状态，坦然面对生活活动能力的变化并采取积极的应对措施；对老年人进行社会关系指导有助于改善老年人的社会能力，形成良好的社会关系；良好的心理状况及社会关系能调动老年人的情绪和积极性，保持或提升日常生活活动能力的信心。

知识链接

Barthel 指数评定量表记忆口诀

进食穿衣上楼梯，

大便小便如厕里，

平地行走加转移，

洗澡修饰分数低。

第一行和第二行中，进食、穿衣、上楼梯、大便、小便、如厕，每项自理 10 分，共 60 分；第三行平地行走和转移，每项自理各 15 分，共 30 分；第四行洗澡和修饰两项自理各 5 分，共 10 分。合计满分 100 分。

任务二　运动与平衡功能评估

【案例导入】

　　王爷爷，83 岁，2 年前发生脑梗死，现在存在部分平衡的问题，如只能向侧方转身但能保持平衡，需要在监护下才能双足并拢站立 1 min。

　　请问：如何评估王爷爷的平衡能力？

　　随着年龄的增长，老年人的运动及平衡功能也会发生不同程度的生理改变，成为导致老年人跌倒的危险因素，并影响老年人的活动能力。因此，对老年人进行运动功能和平衡功能的评估，根据评估结果，指导老年人参与运动，也是锻炼老年人日常生活活动能力、提高自理能力的重要内容。

一、运动功能评估

（一）运动概述

　　人体运动系统包括骨、关节和肌肉，它们构成了人体的支架、基本形状和运动条件。运动是指运动系统的活动，包括自主运动和不自主运动。自主运动受大脑皮质运动区支配，由锥体束控制。不自主运动由椎体外系和小脑控制。人体的各种运动中，最基本、重复最多的是下肢的行走活动，下肢的髋关节、膝关节、踝关节能否自如地活动和负重，对正常的行走具有重要意义。

（二）影响运动功能的因素

　　老年人运动功能受年龄、疾病、营养状况、环境等多种因素影响，所以对老年人的运动功能的评估应综合考虑生理、心理和社会 3 个方面。

（三）运动功能障碍的表现

1. 肌力减退

　　肌力指肌肉主动收缩时产生的最大力量。因年龄、疾病等因素，老年人出现运动功能障碍，活动时间减少，肌力持续降低，陷入障碍制动→活动减少→肌力降低→活动减少的恶性循环。

2. 关节活动度（ROM）受限

　　关节活动度也称关节活动范围，或远端骨所转动的范围，是指关节的运动弧度或关节的远端向近端移动，远端骨所达到的最终位置与开始位置之间的夹角。老年人关节及其周围组织存在炎症、红肿、粘连、疼痛、皮肤温度升高等病理情况时，或由于年龄增长发生骨、关节、肌肉退行性改变等生理情况时，关节活动度会受到不同程度的影响，导致关节活动度受限。

3. 平衡和协调功能障碍

　　平衡是指身体处于某一种静态姿势或稳定性运动的状态，或是指在运动或受到外力作用时，自动调整并维持姿势稳定性的一种能力。协调是指在中枢神经系统控制下，人体产生的平稳、准确及有控制的运动。老年人的平衡和协调功能障碍可有醉酒步态、震颤、辨距不良、轮替运动障碍、肌张力低下等不同表现。

4. 肢体围度变化

运动障碍急性期，相应的肢体围度会因炎症发生肿胀而增加。急性期后，如运动功能没有恢复，肌肉会逐渐萎缩，肢体围度会相应减少。

5. 步态异常

步态是人体步行时的行为特征，是人体结构、功能、运动调节系统、行为及心理活动在行走时的外在表现，通过步态分析可以发现运动障碍的具体部位和严重程度（见项目三任务二中的"步态评估"部分）。

6. 疼痛

疼痛是一种与组织损伤或潜在损伤相关的不愉快的主观感觉和情感反应，是一种复杂的自我保护机制。运动系统退行性改变或疾病导致的不同程度的疼痛，会影响老年人日常生活与运动（见项目六任务二"疼痛的评估"）。

（四）运动功能评估的目的

通过对老年人运动功能采取科学、统一、规范的测试手段和评价标准，对其运动功能进行量化，可以客观地描述老年人现有的运动功能。照护人员或康复师可以通过对评估结果进行分析，来判断运动功能障碍级别，制订相应的照护和康复治疗方案，从而有效地改善老年人的运动功能，规避生活中可能发生的二次伤害，提高老年人生活质量。

（五）运动功能评估的内容及方法

老年人运动功能的评估内容主要包括关节活动度、肌力、平衡协调功能、肢体围度、步态、疼痛等几个方面。

1. 关节活动度的评估

（1）评估工具：关节活动度的评估工具中最常用的是量角器。量角器由固定臂和移动臂组成，两臂之间由一轴心相连。

（2）量角器的使用方法：根据所测量的关节大小选择合适的量角器。测量时，将量角器的轴心与关节运动轴心对齐，固定臂与关节近端骨的长轴平行，移动臂与关节远端骨的长轴平行并随之移动，在量角器刻度盘上读出两臂间夹角的度数。四肢主要关节活动度的测量方法和正常范围见表 3.3。

表 3.3　四肢主要关节活动度的测量方法和正常范围

关节	运动方式	体位	量角器放置方法			正常范围
			轴心	固定臂	移动臂	
肩	屈、伸	坐位或立位，臂置于体侧，肘伸直	肩峰	与腋中线平行	与肱骨平行	屈 0～180° 伸 0～60°
	外展	同上	肩峰	与身体重心平行	同上	0～180°
	内、外旋	仰卧，肩外展 90°，肘屈 90°	鹰嘴	与腋中线平行	与前臂纵轴平行	各 0～90°

（续表）

| 关节 | 运动方式 | 体位 | 量角器放置方法 | | | 正常范围 |
			轴心	固定臂	移动臂	
肘	屈、伸	仰卧、坐位、立位，肱骨紧靠躯干，肩关节外旋，前臂旋后	肱骨外上髁	与肱骨纵轴平行	与桡骨纵轴平行	屈 0～150° 伸 0°
腕	屈、伸	坐或立位，前臂完全旋前	尺骨茎突	与前臂纵轴平行	与第二掌骨纵轴平行	屈 0～90° 伸 0～70°
	尺、桡偏或外展	坐位，屈肘，前臂旋前，腕中立位	腕背侧中点	前臂背侧中线	第三掌骨纵轴	桡偏 0～25° 尺偏 0～55°
髋	屈	仰卧或侧卧，被测下肢伸直	股骨大转子	与躯干纵轴平行	与股骨纵轴平行	0～125°
	伸	侧卧，被测下肢在上	同上	同上	同上	0～15°
	内收、外展	仰卧	髂前上棘	左右髂前上棘连线的垂直线	髂前上棘至髌骨中心的连线	各 0～45°
	内、外旋	仰卧，两小腿于床沿外下垂	髌骨下端	与地面垂直	与胫骨纵轴平行	各 0～45°
膝	屈、伸	仰卧、侧卧或坐在椅子边缘	股骨外踝	与股骨纵轴平行	与胫骨纵轴平行	屈 0～150° 伸 0°
踝	背屈、跖屈	仰卧，踝处于中立位	腓骨纵轴线与足外缘交叉处	与腓骨纵轴平行	与第五跖骨纵轴平行	背屈 0～20° 跖屈 0～45°
	内、外翻	仰卧，踝处于中立位	两踝后方中点	与小腿后纵轴平行	轴心与足跟中点连线	内翻 0～35° 外翻 0～25°

（3）测量的注意事项：① 向老年人解释测试的目的和方法，取得老年人的理解和配合。② 采取正确的测试体位，充分裸露待测关节，避免邻近关节代偿动作。③ 先测量主动活动范围，后测量被动活动范围，并与对侧进行比较。

2. 肌力的评估

见项目二任务五"神经系统评估"。

3. 平衡和协调功能的评估

常用试验方法如下。

（1）平衡功能的评定：老年人可采用不同的体位，如卧位、坐位或立位等进行评定，评估者通过破坏老年人原有姿势的稳定性，观察老年人的反应。

（2）协调功能的评定：评估者观察老年人动作的完成是否直接、精确，时间是否正常，在动作的完成过程中是否有辨距不良、震颤或僵硬等情况，增加速度或闭眼完成动作时有无异常。

① 指鼻试验：让老年人在肩外展90°、肘伸展时，做示指指尖指向鼻尖的动作。

② 指对指试验：评估者与老年人相对而坐，将示指放在老年人面前，让其用示指去

接触。评估者通过改变示指的位置，来评估老年人对方向、距离改变的应变能力。

③示指对指试验：老年人双肩外展90°，伸肘，再向中线运动，双手示指相对。

④轮替试验：老年人双手张开，一手向上，一手向下，交替转动；或一侧手在对侧手背上交替转动。

4.肢体围度的评估

肢体围度的评估工具主要是软尺。测量围度的肢体处于水平状态，测量时软尺的松紧度应适宜，以对皮肤不产生夹挤为度，不要过松或过紧。

（六）运动功能评估结果的应用

老年人的运动功能评估结果有助于照护人员或康复师准确发现老年人存在的运动功能障碍程度和位置，便于制订科学有效的康复治疗计划，为老年人的生活安全提出有效建议、规避运动风险，从而提高老年人生活质量。

二、平衡功能评估

（一）平衡概述

1.平衡定义

平衡是指身体处于某一种静态姿势或稳定性运动的状态，或是指在运动或受到外力作用时，自动调整并维持姿势稳定性的一种能力。

2.平衡功能分类

人体平衡功能可以分为以下3大类。

（1）一级平衡：即静态平衡，是指老年人在不需要任何帮助的情况下能维持所要求的体位，如坐和站。

（2）二级平衡：即自动态平衡，是指老年人在运动过程中调整和控制身体姿势稳定性的一种能力，如由坐到站或由站到坐。

（3）三级平衡：即动态平衡，也叫反应性平衡，是指老年人的身体在受到外力干扰而使平衡受到影响时，做出保护性调整反应以维持或建立新的平衡，如保护性伸展反应、迈步反应。

（二）影响平衡及平衡功能的因素

1.影响平衡的因素

重心的高低、支撑面的大小和支撑面的稳定性。重心位置越低、支撑面积越大、支撑面越稳定，平衡越好。

2.影响平衡功能的因素

前庭功能、中枢神经系统的整合功能、肌力、肌张力、视觉、本体感觉及翻正反应、平衡反应，上述任何因素出现异常，均会导致老年人平衡功能障碍。

（三）平衡功能障碍的表现

1.体位、姿势和步态的异常

平衡功能发生障碍时，协同功能不良，失去对躯干、四肢和言语肌的正常控制，导致各种动作不协调；平衡功能发生障碍时，躯体不能保持平衡的体位，影响坐、站、行，老年人容易出现躯体偏倒或跌倒。

2. 辨距不良

辨距不良的表现是平衡功能障碍时视力调节能力异常，空间定位感觉下降，容易错指物位，且难以判断运动的距离、速度、力量和范围，导致老年人动作准确度下降。

3. 震颤

平衡功能障碍时容易出现肌肉震颤，如上肢震颤，动作愈接近目标时震颤愈明显。

（四）平衡功能评估的目的

（1）确定老年人是否存在影响行走或其他功能性活动的平衡障碍。

（2）确定老年人平衡障碍的程度。

（3）寻找和确定老年人平衡障碍的发生原因。

（4）指导制订老年人平衡障碍的康复治疗计划和照护计划。

（5）监测老年人平衡功能障碍的治疗（手术、药物）和康复训练的效果。

（6）预估老年人跌倒风险。

（五）平衡功能评估的方法

1. 平衡反应评定

平衡反应评定主要用来评估前庭功能是否正常，主要方法如下。

（1）闭目直立试验：闭目直立试验（Romberg test）是最常用的静平衡功能评估法。评估方法为老年人双足并拢站立，双上肢下垂，闭目直立，维持 30 s，亦可两手于胸前互扣，并向两侧牵拉，评估者观察老年人有无站立不稳或倾倒。a. 正常表现：老年人站立稳定。b. 异常表现：老年人站立不稳，躯干倾倒；前庭周围病变时，倾倒方向朝向前庭破坏的一侧，与眼震慢相方向一致；中枢性病变时，躯干倾倒方向与眼震慢相方向不一致。

（2）直立伸臂试验：其评估方法为老年人闭目直立，平伸双臂。a. 正常表现：躯体直立，双臂平伸稳定。b. 异常表现：躯体扭转，双臂偏移；如左侧前庭损伤，眼震慢相向左，头、躯干及上肢均向左扭转，左臂向下偏移，如掷铁饼姿势。

（3）垂直书写试验：老年人端坐，左手放膝上，右手悬腕垂直书写一行文字，长 15～20 cm。睁眼和闭眼各书写 1 次，两行并列。观察两行文字的偏离程度和偏离方向，偏斜＞ 10° 表示双侧前庭功能有差异。

（4）行走试验：老年人闭眼，向正前方行走 5 步，继之后退 5 步，前后行走 5 次。观察其步态并计算起点与终点之间的偏差角。偏差角大于 90°，提示两侧前庭功能有显著差异；或老年人闭目向前直线行走，迷路病变者偏向前庭功能弱的一侧。此方法对平衡功能障碍和平衡功能恢复程度的判断有较大的意义。

（5）过指试验：评估者与老年人相对而坐，两人上肢向前平伸，示指相互接触，请老年人抬高、伸直上肢，然后再恢复水平位，以示指再接触评估者示指，上下臂均应在肩关节矢状面上运动，避免内收和外展，睁眼、闭眼各做数次，再判断结果。a. 正常表现：无过指现象，即睁眼、闭眼均能触碰到评估者的示指。b. 异常表现：连续 3 次出现偏斜为过指现象，前庭周围病变时双侧手指同时偏向前庭功能较差侧，小脑病变时患侧单手向患侧偏斜。

2.平衡功能量表评定

（1）量表构成：Berg 平衡量表为综合功能评定量表，评估者通过观察多种功能活动来评估老年人重心主动转移的能力，既可以评定老年人在静态和动态下的平衡功能，也可以用来预测跌倒。Berg 平衡量表包含 14 个动作项目，每个动作又依据老年人的完成质量分为 0～4 分（表 3.4）。最高分为 56 分，最低分为 0 分，分数越高平衡能力越强。评估工具包括一块秒表、一根软尺、一个矮凳子（或台阶）和两把高度适中的椅子（一把有靠背、双侧有扶手，一把无靠背、无扶手）。

表 3.4　Berg 平衡量表

评估项目	评分标准	得分
1.从坐位到站立位 指令：请站起来，不要使用您的手支撑	4 分：不用手扶能够独立站起并保持稳定	
	3 分：用手扶着能够独立站起	
	2 分：大于 2 次尝试后自己用手扶着站起	
	1 分：需要他人较少帮助才能站起或保持稳定	
	0 分：需要他人中等或较多帮助才能站起或保持稳定	
2.无支持站立 指令：请在无支持的情况下站立 2 min	4 分：能够安全站立 2 min	
	3 分：在监护下能够站立 1 min	
	2 分：在无支持的条件下能够站立 30 s	
	1 分：需要若干次尝试才能无支持站立 30 s	
	0 分：无帮助时不能站立 30 s	
3.无支持坐位（座椅无靠背） 指令：请双臂相抱保持坐位 2 min	4 分：能够安全保持坐位 2 min	
	3 分：在监护下能够保持坐位 2 min	
	2 分：能坐 30 s	
	1 分：能坐 10 s	
	0 分：没有靠背支持，不能坐 10 s	
4.从站立位到坐位 指令：请坐下	4 分：最低限度用手帮助安全坐下	
	3 分：借助双手能够控制身体下降	
	2 分：用小腿后部顶住椅子来控制身体下降	
	1 分：可独立坐下，但不能控制身体下降	
	0 分：需要他人帮助坐下	
5.转移 指令：请从床转移到椅子上（或请从有扶手的椅子上转移到无扶手的椅子上）	4 分：稍用手扶着就能够安全转移	
	3 分：必须用手扶着才能够转移	
	2 分：需要口头提示或在监护下才能转移	
	1 分：需要一个人帮助	
	0 分：为了安全，需要两个人帮助或监护	

（续表）

评估项目	评分标准	得分
6. 闭眼站立 指令：请闭上您的眼睛站立 10 s	4 分：能够安全地站 10 s	
	3 分：在监护下能够安全地站 10 s	
	2 分：能站立 3 s	
	1 分：闭眼站立不能达 3 s，但睁眼站立稳定	
	0 分：为了不跌倒，需要两个人帮助	
7. 双脚并拢站立 指令：请把您的双脚并拢在一起站立 1 min	4 分：能够独立将双脚并拢站立 1 min	
	3 分：能够独立将双脚并拢并在监护下站立 1 min	
	2 分：能够独立将双脚并拢，但不能保持站立 30 s	
	1 分：需要别人帮助将双脚并拢后站立 15 s	
	0 分：需要别人帮助将双脚并拢，但不能站立 15 s	
8. 站立位上肢前伸 指令：请将手臂抬高 90°，伸直手指并尽可能向前伸，但双脚不要移动	4 分：能够向前伸出超过 25 cm	
	3 分：能够安全向前伸出超过 12 cm	
	2 分：能够安全向前伸出超过 5 cm	
	1 分：上肢可以向前伸出，但需要看护	
	0 分：在向前伸展时失去平衡或需要外部支持	
9. 站立位从地拾物 指令：请把您双脚前面的拖鞋捡起来	4 分：能够轻易且安全地将鞋捡起	
	3 分：能够将鞋捡起，但需要监护	
	2 分：不能捡起拖鞋但能伸手向下达距离拖鞋 2～5 cm 处，且可独立地保持平衡	
	1 分：做伸手向下捡鞋的动作时需要监护，但不能将鞋捡起	
	0 分：不能尝试此动作，或需要帮助以防失去平衡或跌倒	
10. 站立位，转身向后看 指令：双脚不要动，先向左侧再向右侧转身向后看	4 分：从左、右两侧向后看，重心转移良好	
	3 分：只能从一侧向后看，另一侧重心转移较差	
	2 分：只能向侧方转身，但可以维持身体平衡	
	1 分：转身时需要监护	
	0 分：需要帮助以防失去平衡或跌倒	
11. 身体在原地旋转一圈 指令：请转一圈，暂停，然后再从另一个方向转一圈	4 分：在 4 s 时间内，从两个方向安全转身一圈	
	3 分：在 4 s 时间内，仅能从一个方向安全转身一圈	
	2 分：能够安全转身一圈，但用时超过 4 s	
	1 分：转身时需要密切监护或言语提示	
	0 分：转身时需要帮助	
12. 无支持时交替用脚踏凳子（或台阶） 指令：请将左、右脚交替放在凳子（或台阶）上，直到每只脚都踏过凳子（或台阶）4 次	4 分：能够安全且独立地站，在 20 s 内完成 8 次动作	
	3 分：能够独立地站，但完成 8 次动作的时间超过 20 s	
	2 分：不需要帮助，在监护下能够完成 4 次动作	
	1 分：需要较少帮助完成 2 次或 2 次以上动作	
	0 分：需要帮助以防跌倒或完全不能尝试此项活动	

（续表）

评估项目	评分标准	得分
13. 双脚前后（无距离）站立并保持 30 s 指令：将一只脚放在另一只脚的正前方并尽量站稳	4 分：能够独立将一只脚放在另一只脚正前方并保持 30 s	
	3 分：能够独立将一只脚放在另一只脚前方（有距离）并保持 30 s	
	2 分：能够独立迈一小步并保持 30 s	
	1 分：向前迈步需要帮助，但能够保持 15 s	
	0 分：迈步或站立时失去平衡	
14. 单腿站立 指令：请单腿站立尽可能长的时间	4 分：能够独立抬起一条腿并保持 10 s 以上	
	3 分：能够独立抬起一条腿并保持 5～10 s	
	2 分：能够独立抬起一条腿并保持 3～5 s	
	1 分：能够努力抬起一条腿，但不能保持 3 s	
	0 分：不能抬腿或需要帮助以防跌倒	
总分		

（2）Berg 平衡量表评分的结果判定。

0～20 分：提示平衡功能差，老年人需要乘坐轮椅。

21～40 分：提示有一定的平衡能力，老年人可在辅助下步行。

41～56 分：提示平衡功能较好，老年人可独立步行。

＜ 40 分：提示有跌倒的危险。

（六）平衡功能评估结果的应用

1. 平衡功能差的老年人

（1）强化躯干肌力和控制能力，可做桥式运动、仰卧起坐等；强化上肢肌力和耐力，可用哑铃、杠铃。

（2）长期坐轮椅的老年人应预防压疮，缓解骨突出部位的压力，可用双手支撑轮椅的扶手，使臀部悬空并保持 15 min。

（3）进行安全教育，帮助老年人养成制动轮椅手闸的习惯，加强保护，轮椅上适当部位（胸部、髋部）配用保护带，以方便固定老年人。

2. 有一定平衡能力的老年人

（1）指导老年人进行站立位的训练，为步行做好准备，最终达到步行目的。

（2）将物品放置于老年人易获取的地方，指导老年人使用助行器辅助行走。提醒老年人避免去地面湿滑、有杂物的地方，防止跌倒。

3. 平衡功能较好的老年人

（1）平衡训练前向老年人讲解注意事项，指导老年人放松，减少紧张恐惧心理，若存在肌肉痉挛，应先缓解肌肉痉挛。鼓励老年人完成训练，尤其在训练早期，训练难度宜缓慢增加，并逐渐增强老年人解决问题的能力。

（2）训练环境中应去除障碍物和提供附加稳定的措施。特别要注意让老年人衣着合身，鞋底防滑，防止发生跌倒等不良事件。训练中要认真、仔细观察老年人的状态，如有异常应及时停止训练，必要时配合医护人员进行处置。

三、步态评估

（一）步态概述

1. 步态的形成

步态是指走路时所表现的姿态，它是人体结构与功能、运动系统调节、行为和心理活动在行走时的外在表现，包括跑和行走两种状态。正常情况下，步态平稳、协调、有节律，两腿交替进行，完成一个正常步态必须经过支持体重、单腿支撑、摆动腿迈步三个过程。

2. 正常步态的基本参数

（1）步长：行走时，从一侧足跟着地至对侧足跟着地所行进的距离。一般男性为60～70 cm，女性为55～65 cm。

（2）步幅：行走时，从一侧足跟着地至该侧足跟着地所行进的距离，又称跨步长。步幅长度通常是步长的两倍。

（3）步宽：在行走中双侧足中线间的距离，正常人步宽约为5～11 cm。

（4）步频：单位时间内行走的步数，正常人为95～124 步/min。

（5）步速：单位时间内步行的距离，正常人为65～100 m/min。

（6）足偏角：足跟到第二趾连线与行进方向间的夹角，正常人为6.75°。

3. 步行周期

步行周期是行走步态的基本单元，指行走时从一侧足跟着地到该侧足跟再次着地所需要的时间，分为支撑相（stance phase，ST）和摆动相（swing phase，SW）（图3.1）。支撑相是指下肢接触地面和承受重力的时间，约占步行周期的60%；摆动相是指足跟离开地面向前迈步到再次落地之间的时间，约占步行周期的40%。

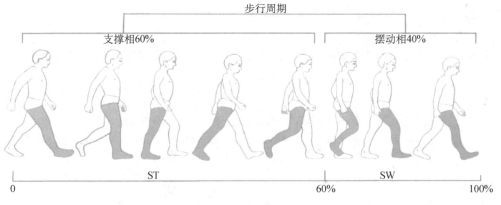

图3.1　步行周期

（二）影响步态的因素

前庭功能、中枢神经系统的整合功能、肌力、肌张力、视觉和本体感觉等因素出现异常会影响人体的步态。

（三）常见异常步态及其原因

1. 偏瘫步态

偏瘫步态又称划圈步态或回旋步态。由于老年人常有患足下垂、内翻，下肢外旋或内旋，膝不能放松屈曲，为了避免足部拖地，其摆动下肢时常使患肢沿弧线经外侧回旋向前，这多由一侧锥体束损害引起。痉挛性偏瘫步态常见于脑血管疾病、脑炎、脑外伤等后遗症。

2. 截瘫步态

截瘫步态又称交叉步态或剪刀步态。由于双侧下肢存在严重痉挛性肌张力增高，老年人双下肢强直内收，伴随代偿性躯干运动，行走费力，以伸肌和内收肌的肌张力增高最明显，移步时下肢内收过度，两腿交叉呈剪刀状。痉挛性截瘫步态常见于痉挛性截瘫、脑性瘫痪。

3. 脑瘫步态

由于髋关节内收肌痉挛，老年人行走时双膝常相互摩擦，步态不稳，呈剪刀步或交叉步。

4. 蹒跚步态

老年人行走时摇晃不稳，不能走直线，状如醉汉，又称酩酊步态。

5. 慌张步态

老年人起步后碎步急行、身体前倾、越走越快，有难以止步之势，双上肢缺乏摆动动作，不能随意停止或转向。慌张步态常见于帕金森病。

6. 间歇性跛行

老年人步行中因下肢突发性酸痛乏力被迫停止行进，需要休息片刻后才能继续走动。间歇性跛行常见于高血压、动脉硬化等疾病。

7. 肌肉软弱步态

老年人肌肉软弱无力时根据病变肌肉不同，可出现臀大肌步态、臀中肌步态、股四头肌步态、小腿三头肌步态、胫前肌步态等异常。

8. 疼痛步态

当各种原因引起患腿负重使疼痛加剧时，老年人会尽量缩短患腿的站立相，使对侧下肢跳跃式摆动前进，疼痛步态又称为减痛步态。

9. 短腿步态

短腿步态又称为斜肩步，患肢缩短达 2.5 cm 以上者，该侧着地时同侧骨盆下降导致同侧肩下降，对侧迈步，髋、膝关节过度屈曲，踝关节过度背屈。若缩短超过 4 cm，则步态特点可改变为患肢用足尖着地以代偿。

10. 关节挛缩或强直步态

老年人下肢各关节挛缩强直时步态随之改变，关节挛缩于畸形姿位时改变更显著。如髋关节屈曲挛缩时引起代偿性骨盆前倾，腰椎过伸，步幅缩短，膝屈曲挛缩30°以上时可以出现短腿步态。

（四）步态评估的目的

（1）提供重要的神经系统疾病线索，不同的神经系统疾病可有不同的特殊步态，对疾病的诊断有参考意义。

（2）评估时注意确定老年人除退行性改变、神经系统疾病外，有无骨骼畸形、骨关节肌肉异常、血管皮肤及皮下组织等病变引起的异常步态。

（3）确定老年人步态障碍的类型，监测老年人步态障碍的治疗（手术、药物）和康复训练效果，指导并制订老年人步态障碍的康复治疗计划和照护计划。

（4）预估老年人跌倒的风险。

（五）步态评估的方法

1. 观察法

评估者先让老年人按照自己习惯的步行姿态及速度来回步行数次，然后再嘱老年人做快速及慢速步行、坐下、站起、缓慢地踏步或单足站立、闭眼站立等动作。评估者从前方、后方和侧方反复观察老年人步行时全身姿势是否协调、下肢各关节的姿态及动幅是否正常、速度及步幅是否均匀、上肢摆动是否自然。

对使用辅助工具（拐杖、助行器等）行走的老年人应分别进行使用辅助工具和不使用辅助工具的步态检查，了解老年人步态的客观性。

2. 量表评定

Tinetti 步态量表常用于评估步态（表 3.5）。开始状态为老年人和评估者站在一起，在大厅行走或穿过房间。

表 3.5　Tinetti 步态量表

以舒适的速度，使用辅助器具 ＿＿＿＿＿＿＿＿＿，走 3 m，需要 ＿＿＿＿＿＿s。

评估项目	评分标准	得分
1. 起始步态（指令后立刻开始）	0 分：有些犹豫或多次尝试后开始起动	
	1 分：正常起动	
2. 步伐的长度	0 分：右足迈出的距离没超过对侧站立的左足	
	1 分：右足迈出的距离超过对侧站立的左足	
	0 分：左足迈出的距离没超过对侧站立的右足	
	1 分：左足迈出的距离超过对侧站立的右足	
3. 抬脚的高度	0 分：右足不能完全离开地板	
	1 分：右足能完全离开地板	
	0 分：左足不能完全离开地板	
	1 分：左足能完全离开地板	
4. 步伐的对称性	0 分：左右步幅不相等（估计）	
	1 分：左右步幅几乎相等	
5. 步态的连续性	0 分：步伐与步伐之间不连续或中断	
	1 分：步伐基本是连续的	
6. 路径（用宽度为 30 cm 的地板砖进行估计，在老年人连续走 3 m 以上后观察其行走路径情况）	0 分：明显偏离到某一边	
	1 分：轻度 / 中度偏离或使用步行器	
	2 分：直线，无需步行器	

（续表）

评估项目	评分标准	得分
7. 躯干的稳定性	0分：身体明显摇晃或使用步行器	
	1分：身体不摇晃，但行走时膝盖或背部弯曲，或张开双臂维持平衡	
	2分：身体不摇晃，不屈膝、不展开双臂，不使用步行器	
8. 步伐的宽度	0分：行走时双足跟几乎相碰	
	1分：行走时双足跟分开（步宽大）	
总分		

（六）步态评估结果的应用

Tinetti 步态量表满分为 12 分，分值越低，表明步态异常的程度越大，跌倒的风险越高。若出现异常步态，就应进行步态训练或病因矫治。

1. 步态训练

为提高训练效果，老年人可对镜进行训练。一般每日练习 1～2 次，每次 1～2 h，适当休息，避免明显疲劳。步态训练时应采取必要的安全措施或给予人工的保护扶持，防止跌倒。

2. 病因矫治

（1）肌肉痉挛：可通过肌电反馈练习、按摩、被动牵伸、冷热疗、解痉药物、神经注射或手术切除等方法缓解痉挛。

（2）短腿步态：利用矫形手术或矫形鞋来平衡双下肢的长度。

（3）关节挛缩畸形：通过关节活动度锻炼或矫形手术改善关节活动度，消除畸形，根据老年人情况进行步态的锻炼。

（4）疼痛引起步态异常：用理疗、局封、按摩、药物等治疗消除疼痛。当关节不稳或骨关节炎引起疼痛时，利用免荷支架减轻局部负荷。

（5）肌肉软弱：可通过肌肉锻炼得到加强。

 思政案例

从行业标准到国家标准，
《老年人能力评估规范》体现了科学实用、与时俱进

2023 年 1 月，《老年人能力评估规范》国家标准出台，此次国家标准在 2013 年民政部《老年人能力评估》行业标准的基础上，结合近年来我国养老行业飞速发展，特别是医养结合养老服务、社区居家养老服务及长期照护服务等迅猛发展的新环境和新形势，对老年人能力评估内涵进行了更精准的界定，主要突出指标数量的调整、条目计分的调整和老年人能力等级的调整。上述调整均基于养老大环境与大趋势的

发展需要，在贯标过程中也将通过不断实践进行检验与优化，以确保国家标准能更好地助力养老行业高质量发展。详细内容见附表1–5。

思政元素：让学生体会《老年人能力评估规范》的统一评分方法，体会随着养老行业的发展和完善国家标准中的评估工具更为科学和实用，养老服务专业的发展也会更加系统和完善。

思考题

1. 老年人日常生活活动如何分类？请分别举例。
2. 老年人运动功能障碍主要表现在哪些方面？

项目四

老年人心理健康评估

 【学习目标】

1.素质目标

树立爱老、尊老、关注老年人心理健康的意识，形成身心统一的健康理念和整体的心理评估思维。

2.知识目标

（1）掌握老年人心理活动的评估内容及老年人正常心理活动的基本特点；

（2）熟悉老年人正常与异常心理活动的区分原则及老年人常见异常心理活动的表现；

（3）了解老年人心理活动的特点与健康之间的关系。

3.能力目标

具备对老年人进行心理评估的能力。

 【案例导入】

李奶奶，70岁，退休教师，性格外向，独立自主。近一年来，她自感各方面状况不佳，如眼花耳背，记忆力大不如前，总是忘事儿，厨艺也不如从前，家人反映其所做饭菜越来越咸。李奶奶平常喜欢读书看报，但现在总觉得接收新鲜资讯的能力下降，因感觉自己跟不上时代的步伐，终究会被时代淘汰，而感到失落沮丧，担心自己未来的生活质量。李奶奶原本喜欢社交，目前对参与各种活动的兴致也不如从前。她既往较有主见，喜欢思考，善于解决问题，习惯做主，家人反映李奶奶现在越来越固执，不允许他人与她有不同意见，否则就会与对方争执不休，为此与家人的矛盾越来越多。李奶奶也常为家人不理解自己而情绪低落，十分苦恼。

请问：1.李奶奶出现了哪些方面的心理问题？

2.照护人员对李奶奶需要进行哪些方面的心理健康评估？

任务一 心理评估概述

照护人员对老年人进行心理健康评估，首先要明确心理评估的内容。心理评估是对老年人心理活动的评估，心理活动又称心理现象，是心理过程和人格的总和。脑是心理活动产生的器官，外界事物通过人脑神经生理过程进行加工、处理，从而产生了心理现象。本任务首先从心理结构的角度，介绍心理活动的内容（图4.1）及心理活动的基本特点。照护人员需要掌握老年人正常心理活动的内容及基本特点，从而评估出老年人的心理问题或异常心理。

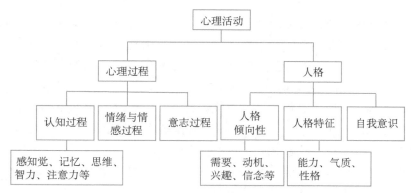

图 4.1 心理活动的内容

一、心理过程概述

（一）认知过程

1. 感知觉

感知觉是认知过程产生的开端，个体认识事物是从感知觉开始的。感觉是人脑对作用于感觉器官的事物的个别属性的反应。例如，听到树叶沙沙声，看到白云是白色的，闻到鲜花的香气。知觉是人脑对作用于感觉器官的事物的整体属性的反应，是在感觉的基础上，加之经验而产生。例如，识别发出沙沙声的物体是树叶，分辨出天空中白色的流动物体是白云，认识发出香气的物体是鲜花。在实际生活中，感觉和知觉往往很难被区分，常把它们统称为感知觉。常见的感知觉有听觉、视觉、嗅觉、味觉、触觉，以及所认知的事物在形状、声音、色彩、气味等各方面的反映。感知觉的产生与感觉器官的功能及个人对事物的经验有关。

对老年人感知觉的评估包括正常心理活动的评估及异常心理活动的评估，评估者首先要分清老年人当前的心理状态是在正常范围内还是已经出现异常表现。在正常心理活动范围内，由于老年人的感觉器官存在生理性或某些疾病导致的继发性功能减退，老年人多会在感知觉方面出现能力下降，如眼花、耳背、嗅觉减退等。异常感知活动可见于各种精神障碍，如精神分裂症、阿尔茨海默病、神经性障碍等。

2. 记忆

记忆是过去经验在头脑中的反应，是人脑对输入的信息进行编码、存储和提取的过程。个体认识事物从识记开始，即将信息输入大脑；而后将信息进行编码储存，即保持的过程；需要使用信息时将其提取出来是再现的过程（包括再认和回忆）。比如，老年人学习如何使用智能手机的过程是识记，反复练习操作使用流程是保持，开始在生活中使用智能手机是再现。脑功能与记忆方法影响记忆的效果。个体间存在记忆力差别，通过科学的记忆力训练，可以促进记忆力的发展。

通过纵向及横向比较，对老年人记忆力的评估要首先明确老年人当前的记忆状态是正常的生理性变化还是异常的记忆障碍。生理性记忆减退是老年人常见的记忆改变，多数生理性记忆减退不会对老年人的日常生活有明显影响。异常的记忆障碍常见于阿尔茨海默病、抑郁障碍等疾病。

3. 思维

思维是人脑对客观事物间接及概括的反映。间接性和概括性是思维的主要特征。思维的间接性反映出个体在生活中对某些事物的认识不能通过直接的感知觉获得，需要借助一定的中介即已有的知识经验，才能达到认识事物的目的。例如，老年人通过体检报告知道自己的身体状况是思维间接性的反映。思维的概括性是把一类事物的共同特征和规律进行总结概括。例如，老年人进行思维训练时，可以将同类的事物归类，这反映出老年人思维概括性的特点。思维反映出个体在认识事物时可以将不同事物之间进行联系、分析、归纳和总结的能力，与脑功能及个体经验有关。

思维的外在表现会体现在语言及行为中，尤其语言是思维的直接体现。在对老年人进行思维评估时，对其语言的评估是不可遗漏的内容。

对正常心理活动范围内的老年人进行思维评估，要结合脑功能及老年人自身知识经验的水平进行判断。

4. 智力

智力是个体认识客观事物并运用知识经验解决问题的能力，是心理活动水平的整体体现，认知水平是智力的核心内容。智力受到先天因素及后天因素的影响，先天因素如遗传、宫内感染、中毒、缺氧、产伤等；后天因素如教育、社会实践等。老年人的智力受损程度影响其社会功能，可结合老年人的生活能力及生活质量对老年人的智力水平做出初步评估。对智力的标准化评估需要借助智力测验。

5. 注意力

注意力是心理活动对某一事物的指向和集中。指向性和集中性是注意力的基本特征。个体根据个人需求对某一事物产生认识的倾向性，并对此保持一定时间，从而对该事物产生认知。注意力是认知过程产生的前提。老年人因生理性功能的减退或器质性病变，会在一定程度上出现注意力的减退，同时也要评估老年人是否存在因精神异常而出现的注意力障碍。

对老年人认识状态的评估在本项目任务二中有详细描述。

（二）情绪与情感过程

1. 概念

情绪与情感是个体对客观事物是否符合个人需要而产生的态度体验。个体情绪与情感的产生受到客观因素与主观因素两方面的影响。客观因素是指导致情绪与情感产生的客观事物，正常心理活动范围内的情绪与情感一定可以找到与之相关的客观事物，不会存在无故产生的情绪与情感。主观因素包括个体需要与认知。由于个体需要的存在，个体对事物产生了认识的意愿或动机，从而产生认知过程，需要与认知之间存在必然的关联性。例如，老年人患有高血压、糖尿病等基础性疾病时，其会对自身健康极为关注与重视，维持健康水平是老年人最主要的心理需要。又如，老年人感染新冠病毒后，认为自身患有基础性疾病，存在健康隐患的风险比较大，从而出现明显的焦虑情绪。

2. 特征

情绪与情感具有两极性，如喜与忧、爱与恨、紧张与轻松等，一般情绪与情感过程的两极性体现是短暂的，不会长时间出现某一极的情绪与情感体验。大多数时间内，正常心理活动范围内的情绪与情感是一种微弱而持久的体验，称为心境。

情绪与情感具有情境性，与个体当前的需要有关。例如，老年人在面对退休生活时，可以有更多时间安排自己的生活，这满足了老年人生活自主性的需要，从而给老年人带来了愉悦感。但由于社会角色尤其职业角色的缺失，其价值感体验降低，这也会给老年人带来失落与烦恼。

情绪与情感具有感染性，即个体的情绪与情感反应可以引起他人的共鸣，即"欢喜着你的欢喜，悲伤着你的悲伤"。

老年人的情绪与情感过程同样具备以上特征，这可以作为鉴别情绪与情感过程是否异常的指标之一。对老年人情绪与情感的评估在本项目任务三中有详细描述。

（三）意志过程

1. 概念

意志是人们自觉地确立目的，并根据目的支配、调节行为，通过克服困难和挫折，实现预定目标的心理过程。意志常与行为联系在一起。例如，老年人在患有某种疾病后，是否有坚强的意志去面对疾病，会影响其对治疗及康复的依从性；老年人退休后是否有意志去改变自己，树立新的角色来适应退休后的生活，是影响老年人心理健康水平的因素之一。

2. 特征

有自觉目的的行动是意志的首要特征，即个体具有主动克服困难的方向或目标，对解决问题有一定的期待并可以付诸行为。意志的实现还需要个体具备随意运动的能力，只有具备了随意运动的能力，才能使个体根据目的，把一系列最基本的动作组合成复杂的行为，来实现预期的目标。

对老年人意志过程的评估是对其行动力及行为模式的预判，老年人的意志反映出其行为水平。对老年人意志的评价也要结合行为的意义来综合判断。例如，老年人面对疾病表现出坚定意志，这样的老年人更容易用乐观积极的心态去看待健康及生命，此时意志给老年人带来积极的意义；老年人热衷于购买保健品，无论家人如何劝说都不能动摇老年人的意愿，此时的意志体现给老年人带来的就是消极作用。

二、人格概述

（一）概念

人格指一个人的整体精神面貌，即具有一定倾向性的心理特征的总和。人格是个体心理活动的综合体现，需要、动机、性格、自我意识等是人格的主要内容。

（二）特征

人格的特征包括独特性、稳定性、功能性及整体性。独特性是指个体的人格具有明显的个人色彩。例如，同样是患病的老年人，有的老年人心胸豁达，坦然面对疾病；而有的老年人却思虑过重，郁郁寡欢。稳定性是指个体的人格一旦形成，在不同的环境或面对不同的事物时，也会有相似的行为表现。例如，老年人在工作中体现出独立自主的个性，待其生活中遇到问题时，往往也会主动面对、积极寻求解决方案。功能性是指人格对个体的行为具有调节作用。例如，对自己接纳程度较高的老年人为人处世会更加友善随和；相反，自我认同感不高的老年人更容易斤斤计较，固执苛刻。整体性指个体的心理活动具有内在的统一性，即各方面心理活动是协调统一的。例如，当老年人自我认同感低时，其追求自我价值体现的需要就极为强烈，这样的老年人常会通过强势和固执的个性来体现自己的价值与存在。

对老年人进行人格评估是评价老年人心理健康的重要指标，人格与老年人的行为及健康密不可分，老年人常见的心身疾病都带有明显的人格特点，如冠心病、高血压、糖尿病、癌症等。老年人常见精神障碍的发病也与典型的人格特点有关，如神经性障碍、抑郁障碍等。对老年人人格的评估将在本项目任务四中有详细描述。

三、定向力概述

定向力是指个体对时间、地点、人物及自身状态的认识能力。例如，老年人是否能分清白天还是晚上、上午还是下午，是否明确当下自己所处的环境，是否认得周围的亲人、朋友、照护人员，是否认识自己。对老年人定向力的评估主要用于诊断或鉴别某些器质性疾病或精神障碍，如严重躯体疾病导致的意识障碍、阿尔茨海默病等。

四、正常与异常心理活动的区分

（一）心理活动的内在协调性

心理活动的内在协调性是指正常心理活动各内容之间相互联系、相互影响，各心理活动之间存在着必然的关联性。例如，老年人认为网上购物提高了生活的便捷性，就会对这种购物形式十分热衷，导致其对信息化及电子化的接纳程度增高，使得该老年人更容易理解和接纳年轻人的生活方式。这体现出的是知、情、意之间的协调统一。异常心理活动之间常缺乏协调性。

（二）主观世界与客观世界的统一性

个体的心理活动是其主观世界的体现，客观世界是独立于个体以外的物质存在。正常心理活动具有主、客观世界相统一的特点。例如，老年人感觉胃部不适，这是主观感受；去医院检查后发现是感染了幽门螺杆菌，这是客观性的病因，反映出的是主、客观世界之间的关联性。相反，异常心理活动会缺乏这一特点，如老年人感觉胃部不适，却查不出胃部有任何相应的器质性病变，这种情况要考虑是否存在心理冲突或精神障碍。

（三）人格的相对稳定性

具有正常心理活动的个体，其人格具有相对稳定性的特点，即在无诱因的情况下，个体的心理及行为表现极少出现较大变化，如内向的老年人大多数时间都是内敛、不善言辞的，而外向的老年人则常表现为热情活跃、善于交际。当个体的人格在没有明显诱因的情况下，长时间出现不同于以往的改变时，需要考虑是否是其精神活动出现了异常。例如，老年人以往心态较积极，心境稳定，但最近几周以来出现持久且明显的悲观、失落，则需要考虑该老年人是否出现了心境障碍。

五、心理评估方法

（一）观察法

观察法包括自然观察法和控制观察法。自然观察法是指没有任何限制条件时，观察老年人在自然状态下呈现出的心理现象。控制观察法是指给予一定的条件或要求时，观察老年人在一定控制条件或要求下呈现出的心理现象。自然观察法容易捕捉到老年人真实的心理活动，但其中可能存在心理现象的偶然性或随意性。控制观察法科学性更强，但老年人在条件限制下较为局限，不容易呈现出全部的心理现象。

（二）访谈法

访谈法是带有目的性的谈话，围绕评估内容展开交谈。访谈法包括正式访谈与非正式访谈。正式访谈是让老年人根据所列提纲有序回答问题，目的性更强，但容易使老年人感到局限或拘束，不容易呈现其全面的心理状态。非正式访谈是在日常生活中的交谈，老年人更容易呈现多方面的心理体验，但可能会增加评估者整合信息的难度。在进行评估时，可以根据具体情况结合两种访谈法进行访谈。

（三）心理测量法

心理测量是标准化的评估方法，包括主观评估量表、自陈量表、调查表、问卷等。主观评估量表为他评量表，即由照护人员对老年人的心理状态做出判断与评价。自陈量表为自评量表，由老年人对自己做出评价。

对老年人进行心理健康评估时，需要结合以上多种方法同时进行，并对评估结果做出综合评价。

 知识链接

如何应对阿尔茨海默病老年人的定向力障碍

1.老年人不认识镜子里的自己。搬走镜子或将镜子遮盖，不说"镜子里的是你啊"，重要的是关注老年人看到镜子里的人之后的感受，如害怕、生气等。可以说"别怕，让我来，我去和他讲道理，帮你出气"或"别担心，我来保护你"，并教会老年人跟镜子里的人和平相处的方式。

2.老年人明明是在家却吵着回家。此种情况下可以说"好的，我们等一会就回去"，并想办法转移注意力。要了解背后的原因：是不是老年人感到哪里不安全？想回的家是什么样子？获得老年人的需求后有针对性地提供支持。

任务二　认知状态评估

认知过程是心理活动中心理过程的一部分，老年人对某件事物或个体产生心理活动首先是从认知过程开始的。老年人的情绪反应、性格特点及行为方式等总会受到认知的影响，认知功能对老年人是否能独立生活及生活质量起着重要的作用。对老年人的心理评估首先从评估认知状态开始。本任务是在任务一的基础上，对老年人认知状态进行更加具体详细的评估。

一、感知觉评估

（一）感知觉评估要点

1. 视觉

视力的退行性变是老年期明显的感知觉变化，是由视觉感觉器官的生理性退行性变导致的。老年人视觉的评估首先要对其角膜、瞳孔括约肌、晶状体和玻璃体、视网膜进行检查，可通过眼科检查进行评估。视觉评估包括以下几个方面。

（1）视敏度的评估：俗称"视力"检查，分为静态的视敏度检查及动态的视敏度检查。静态的视敏度通过常用的视力表检测，动态的视敏度通过使用动态物体作为标志物进行检查。老年人随着年龄的增长，动态视敏度下降更快，特别是女性更为明显。

（2）明暗感受性的评估：对老年人处在明或暗环境中视觉能力的评估。随着年龄的增长，视觉的感受性降低。老年人从亮处进入暗处或是处在强光照射下，所需要适应的时间会随年龄的增长而增加。

（3）空间视觉的评估：对老年人辨别空间物体的大小、远近或相对位置能力的评估。老年人随着年龄的增长，空间视觉的能力在下降，如下楼梯踩空、放东西没有放置到指定位置就脱手等。

（4）视觉信息加工的评估：对刺激物出现后老年人多久才能辨认的能力的评估。老年人随着年龄的增长，视觉信息加工能力下降，这与脑功能、视觉分配、视野缩小能力下降有关。例如，视觉分配能力的下降，使老年人在单位时间内关注的事物减少，影响信息输入，从而降低老年人的认知水平；老年人视野缩小能力下降时，需要移动头部观察物体，从而影响行为的灵活性。

2. 听觉

老年人听觉的评估首先应考虑对其听觉器官进行评估，听觉器官的退行性变是影响老年人听觉的主要原因，如耳硬化症、内耳障碍等。老年人听觉能力的下降也可以由某些躯体疾病导致，如心血管疾病导致耳垂局部缺血、耳垂血管硬化等。听觉评估包括以下几个方面。

（1）听觉频率的评估：识别两个不同音调声音之间差别的能力的评估。老年人随着年龄的增长，对高频声音的分辨能力有明显下降，对低频声音的分辨能力下降相对慢一些。例如，老年人不喜欢嘈杂的环境，是因为其对声音的分辨能力下降而较难对发声物体做出明确判断。

（2）言语理解能力的评估：对老年人将所听到的信息转化为可理解内容的能力的评估。言语理解能力本质上属于思维能力范畴，但听觉首先影响信息的接收，会对思维结果产生影响。老年人由于听觉能力的减退，接收信息能力下降，从而影响言语理解能力。例如，老年人出现耳聋或耳背时，常与对话者沟通不畅。

3. 嗅觉

嗅觉感受器是化学感受器，老年人随着年龄的增长，嗅觉感受器发生退行性变，出现嗅觉的减退。嗅觉的评估包括以下内容。

（1）嗅觉感受性的评估：对老年人气味感受能力的评估。随着年龄的增长，老年人的嗅觉感受能力下降，对一般性甚至具有较强刺激性的气味表现出延迟反应或无反应，如忘记关煤气却闻不到煤气味，容易引发安全问题。

（2）气味辨别能力的评估：评估老年人辨别各种气味的能力。老年人气味辨别能力随年龄增长而减退，如通过嗅觉辨别饭菜是否坏掉的能力下降，出现饮食安全隐患。

4. 味觉

老年人味觉的减退与嗅觉具有同样的特点，其会由于味觉感受器的退行性变而食之无味。对老年人味觉的评估同样包括味觉感受性的评估、味道辨别能力的评估。老年人口味越来越重是味觉能力减退的常见表现。

5. 皮肤感觉

触觉、痛觉、温度觉是常见的皮肤感觉。随着年龄的增长，老年人皮肤结构发生变化、皮肤感受器数量减少及游离神经末梢功能减退，导致其皮肤感觉能力降低。皮肤感觉的评估包括以下几个方面。

（1）触觉的评估：包括对触觉两点辨别阈限的评估和触觉绝对阈限的评估。触觉两点辨别阈限的评估是在老年人皮肤表面相隔一定距离施加两个刺激，老年人能够分辨出两个刺激点的最小距离。手指与头面部的两点辨别阈限较低。触觉绝对阈限的评估是给皮肤表面施加一定的刺激，老年人能感觉到刺激的最小刺激量。

（2）痛觉的评估：对刺激引发老年人不愉快感觉的评估。老年人痛觉的感受性存在较大的个体差异，除了老年人本身的敏感性外，痛觉的感受性还与认知、动机、人格、情绪等因素有关，如处于抑郁状态的老年人对痛觉的敏感性较高，较多出现躯体疼痛感。老年人对自身所患疾病持有不符合实际的执念时，如坚持认为自己得了疑难杂症，其痛觉的感受性也会很强。因此，评估老年人痛觉时要从多方面因素综合考虑。

（3）温度觉的评估：对老年人识别各种物体冷热能力的评估，包括温觉和冷觉。老年人的温度觉改变主要体现在高温和低温下的应对能力会随年龄的增长而降低。所以，在季节交替时要特别注意评估老年人的温度觉。

以上评估内容均是正常心理活动范围内老年人出现的生理性感知觉减退，评估者对此内容评估的目的是尽可能依照老年人退行的程度及规律，找到合理的应对方式，提高老年人的生活质量。而不应在评估中过于强调老年人某方面的功能减退，这会强化老年人价值感降低的想法，从而影响其生活的热情及行为动机。

（二）常见异常感知觉

1.感觉过敏

感觉过敏是指个体对一般性刺激感受性增强的表现。例如，感到室内正常照明特别刺眼而无法正常对视，睡眠时因极为微弱的声音醒来而无法入睡，等等。感觉过敏常见于神经症性障碍、睡眠障碍、癔症等，是老年人较为常见的异常感知觉。

2.感觉减退

感觉减退是指个体对一般性刺激或强烈刺激感受性降低的表现。例如，沸水接触皮肤而感觉不到疼痛，自残时抠出自己的眼球而没有感觉，等等。感觉减退常见于癔症。

3.内感性不适

内感性不适是个体主观上感觉身体不舒服，但却找不到明确的身体部位，并无法准确描述不舒服的性质。内感性不适常见于神经症性障碍、精神分裂症、抑郁障碍等。

二、记忆评估

（一）记忆评估要点

1.机械记忆与意义记忆

机械记忆是指个体不依赖对事物意义的理解而产生的记忆。意义记忆是个体依据对事物的理解和推理而产生的记忆。个体在认识事物时，会同时运用这两种记忆。例如，老年人使用网上购物，记住网购平台的名字、登录方式、打开购物界面，这些属于机械记忆；采购过程先选购物品加入购物车，然后进行支付，这些依据对一般购物的流程与方式的理解而产生的记忆，属于意义记忆。

机械记忆的评估是通过让老年人识记自己之前未曾获得经验的事物，评估老年人对该事物的识记能力。因机械记忆缺乏事物之间的关联及经验的影响，老年人随着年龄的增长，机械记忆的能力下降较明显。机械记忆常出现在认识新鲜事物时，如老年人对电子产品的认识多采用机械记忆，多数老年人对电子产品的使用效果欠佳。

意义记忆的评估是对与老年人已获经验相关的事物的识记能力进行评估。老年人在经验基础上形成的认知相对较好，与年龄成正相关。例如，老年人随着生活体验的积累，对年轻时所学的某些带有人生哲理的诗词歌赋记忆更加深刻。

2.限定时间内的速度记忆

在对老年人记忆力评估的过程中发现，老年人记忆的评估结果会受到评估时间的影响，若给予老年人反应的时间较长，评估结果相对较好。相反，若在有限时间内让老年人做出反应，评估结果相对较差，说明老年人随年龄增长，其限定时间内的速度记忆能力下降。

对老年人限定时间内速度记忆的评估，可以反映出老年人集中于某件事情的注意力及信息加工水平。若老年人限定时间内的速度记忆能力降低，其对某件事情的指向、集中及对结果的预判能力也随之降低，尤其认知紧急事件并对此做出反应的能力是下降的，由此限定时间内的速度记忆可以作为老年人风险评估的内容之一。例如，老年人在过马路时，面向疾驰而来的汽车，在短时间内对于即将出现的危险注意不足，对发生危险的概率的预判能力降低，加上老年人行动缓慢，极有可能造成交通事故。

3. 回忆和再认能力

回忆和再认都属于记忆过程中再现的过程。回忆是对所记忆内容细节的再现，如项目数量、排列顺序、规律等；再认是对所记忆内容相关信息的再现，如列出记忆项目，让老年人找到自己刚才看到过的内容。

回忆的评估对于老年人来说难度较大，因为回忆没有相关信息的提示，完全凭借老年人的记忆能力去再现已发生过的情景。老年人的回忆能力随年龄增长而降低，与老年人记忆容量的减少有关。对老年人回忆能力的评估，有助于对其完成复杂活动的能力做出判断。例如，老年人在使用家用电器时，当看完说明书或由家人教会如何使用后，其再次进行操作时需要动用回忆来实施。

老年人的再认能力较回忆能力保持尚好，对老年人再认能力的评估有助于判断其基本的生活能力，从而为老年人提供便捷的生活方式。例如，老年人动用回忆解决问题的能力下降，可以建议使用智能家用电器，智能家用电器操作相对简单方便，老年人只需要在几个按键中分清各自功能即可以操作，这就是再认的过程。

4. 短时记忆与长时记忆

短时记忆是个体对刚发生 1 min 以内事情的储存，短时记忆的意义是将事物在大脑中进行暂存，为长时记忆做准备。长时记忆是对信息长久储存的过程，在短时记忆的基础上通过反复强化可进入长时记忆。例如，老年人进入老年大学学习，同班学习的老年人较多，一开始老年人对很多同时学习的伙伴记忆不深刻，这是短时记忆的过程。若经常与某几位老年人在上课时为邻桌，或经常搭乘同辆公交汽车，那老年人对这几位学习伙伴会更为熟悉，就进入到长时记忆的过程。

短时记忆的评估是让老年人辨别 1 min 前识记的事物，如让老年人复述刚刚看过的新闻。短时记忆反映老年人注意水平及大脑存储能力，也是对其是否可将信息转入长时记忆的能力的评估。短时记忆好的老年人，其注意力及存储信息的能力较强，更容易将信息转入长时记忆阶段。该水平的老年人对于新近发生事情的认知水平较高。

长时记忆的评估通过对老年人既往记忆中的事物进行再现来实现。例如，让其回忆几周前或几年前的事物。长时记忆反映老年人大脑存储能力及对其来说有意义或具有影响力的事物。例如，阿尔茨海默病的老年人在非重度时期会出现近期记忆障碍，但其长时记忆尚存，其长时记忆中的内容往往都是对老年人来说意义重大的事情，是照护人员在照护中可以借用的资源。

（二）常见异常记忆

1. 记忆减退

异常的记忆减退表现在多数精神障碍的发病初期，如精神分裂症、抑郁障碍等。记忆减退是阿尔茨海默病老年人的核心症状。老年人生理性记忆减退与异常的记忆减退的不同体现在以下几个方面：首先，老年人对生理性记忆减退多具有自察性，即老年人可以察觉并认可自己的记忆力是减退的；而患有精神障碍的老年人不一定都能察觉到或认可自己的记忆减退。其次，生理性记忆减退的老年人往往对事物的细节不能够回忆，如不能清晰记得中午吃过的菜品的名字，而异常的记忆减退表现为不记得中午吃过饭这回事儿。再有，生理性记忆减退的老年人会想办法解决记忆减退的问题，如找不到东西会想办法找到；而阿尔茨海默病的老年人会对缺失记忆产生弥补而出现被窃妄想，即不记得东西在哪里，则认为是东西被人偷走了。

2. 记忆增强

病理性记忆增强常见于躁狂发作，对发生较远久的且不对老年人具有重大意义的事情产生较深刻的记忆。

3. 遗忘

遗忘包括顺行性遗忘、逆行性遗忘、界限性遗忘和进行性遗忘。顺行性遗忘与逆行性遗忘见于脑器质性损伤的老年人。顺行性遗忘是老年人对受伤后一段时间内所经历的事情产生遗忘。逆行性遗忘是老年人对受伤前的事情产生遗忘。界限性遗忘由创伤性体验引起，遗忘的内容为导致老年人精神创伤相关的内容，常见于癔症。进行性遗忘是老年人遗忘的程度随病情进行性加重，常见于阿尔茨海默病。

三、思维及语言评估

（一）思维及语言评估要点

1. 思维逻辑性

思维逻辑性是个体对于事物本身规律及因果关系的认识及推理，是对事物产生客观及正确认知的基础。正常心理活动范围内的思维具有逻辑性，这体现出个体的分析力与理解力，是认知世界并产生相应适应行为的保证。

思维逻辑性的评估通过对老年人进行物品选择、归类及问题处理的检查来实现。例如，给予老年人三样物品，让其选择其中不同类的一样物品；在众多物品中对同类的物品进行归类；给予一项任务，让老年人说出问题解决的步骤或方法。老年人思维逻辑性的评估结果反映其认知问题及解决问题的能力。例如，老年人出门购物，通过对采购清单、采购地点、出门时间、出行方式等进行筹划来节省时间及提高购物舒适感；老年人从与他人的交往中可以获知对方的意愿与需求，并可以做出相应的回应，以促进良好人际关系的形成；老年人依据既往经验，树立积极健康的生命观及价值观；等等。老年人的思维逻辑性在一定程度上决定了老年人的生活质量。异常的思维逻辑性会表现出明显地缺乏现实依据，不被人理解，较容易被察觉。

2. 思维速度、数量

思维速度是个体在单位时间内的思维数量，思维数量是个体在一定时间内思维内容的多少。思维速度快，在一定时间内所产生的思维数量多。思维速度、数量反映个体思维活动的灵活性，从而有助于评估者对被评估者的反应力做出相应推断，思维速度快、思维数量多的个体反应力较强。

思维速度、数量的评估通过在限定时间内对老年人的思维数量进行评估来实现。例如，给予老年人一个话题，让其在 5 min 内表达自己的想法，粗略评估其思维速度、数量；也可以在限定时间内计算其语句的数量。具有正常心理活动的老年人思维速度、数量的变化与其关注事物的熟悉度有关，老年人对熟悉事物做出的反应相对较快，对不熟悉事物的反应则相对较慢。具有异常心理活动的老年人根据所患疾病的特点而出现思维速度、数量的改变。例如，躁狂发作的老年人会出现异于平常的思维速度加快，思维数量增多；抑郁发作、阿尔茨海默病的患者出现思维速度的减慢及思维数量的减少。

3. 思维连贯性

正常思维具有连贯性或主题性的特点，即任何一段思维的发生都会围绕特定的主题。思维的连贯性是沟通的基础，让聆听者能捕捉到对方要表达的内容与思想。思维缺乏连贯性表现为思维松散，语言表达凌乱。

思维连贯性的评估通过围绕某一主题让老年人表达自己的想法来实现。例如，让老年人谈谈关于健康的认识，或是在日常交流中注意老年人语言表述的条理性及清晰性。对老年人思维连贯性的评估有助于判断老年人的精神状态，阿尔茨海默病老年人会出现思维连贯性的问题。

4. 语言

语言包括输入信息和输出信息两个过程。思维对信息的输入过程产生理解，包括对书面语言即文字的理解（阅读）及口头语言的理解，阅读通过视觉提取信息，口头语言通过听觉提取信息。老年人的理解力受到听力受损、环境干扰及脑加工障碍的影响。信息输出的过程产生语言，包括书面语言（写）和口头语言（说），老年人的书面语言受到书写动作能力的影响，如手的协调性。口头语言会受到发音器官及记忆广度的影响。

语言的评估包括对老年人理解能力及语言产生两方面的评估。对老年人书面语言理解能力的评估通过在老年人阅读文字后让其讲述文字内容及意义来实现，如让老年人讲解看过的报纸或小说内容。对口头语言理解能力的评估通过在老年人听完或看完某段含语言形式的内容后让其讲述其中的内容，如给老年人讲完故事后让其复述故事情节，或看完电视节目后让老年人讲述其中的内容来实现。对老年人复述能力的评估也要考虑记忆力的问题。对语言产生的评估通过让老年人书写及与人交流来实现，如给予老年人某一主题，让其写出或说出自己的想法。

（二）常见异常思维及语言

1. 思维迟缓

思维迟缓表现为患病老年人思维速度减慢，伴随思维数量的减少，常见于抑郁障碍。思维迟缓的老年人会明显感觉自己头脑不好用了，像生锈一般，出现语言表达困难，解决问题能力明显下降。抑郁障碍的老年人常出现不爱说话，不愿表达的情况，思维迟缓是其原因之一。

2. 病理性赘述

病理性赘述表现为老年人思维繁杂无序，与主题不相关的思维内容过多，出现思维数量的增多。有病理性赘述的老年人在语言表达时无关主题的内容增多，啰唆、絮叨，无法用简单的语言清晰表达，让听者不容易找到其表达的主旨，但并不是跑题，其最终还能回到开始的主题上，只不过是过多烦冗复杂的无关语言让听者觉得对方说话没有头绪。病理性赘述常见于阿尔茨海默病及其他类型的痴呆。

3. 妄想

妄想是思维内容障碍的表现，老年人的思维内容缺乏现实依据，但其对此深信不疑，常见于精神分裂症、抑郁障碍、阿尔茨海默病及神经症性障碍。例如，精神分裂症的老年人常出现被害妄想，抑郁障碍的老年人会出现自罪妄想，阿尔茨海默病的老年人常有被窃妄想、嫉妒妄想，神经症性障碍的老年人出现疑病妄想等。妄想内容多与老年人所处环境及经历的事件有关。

4. 失语

失语表现为老年人对语言的理解能力或运用能力受损或丧失，常见于阿尔茨海默病及其他脑器质性精神障碍。失语包括运动性失语、感觉性失语、命名性失语等。运动性失语表现为老年人的理解力未有损伤，仅出现表达障碍；感觉性失语是老年人无法理解词语的意思，即听不懂别人的话，出现语言障碍；命名性失语表现为典型的找词困难，但语言相对流利。

四、智力评估

（一）智力评估要点

1. 流体智力与晶体智力

流体智力是指个体不依赖于已有经验而存在的智力，主要体现在逻辑推理能力及解决新事物的能力上。晶体智力是指个体借用既往知识经验解决现在问题的能力。研究发现，老年人的流体智力受到神经系统生理性减退的影响，随年龄增长会出现流体智力的降低。晶体智力是在后天经验即流体智力的基础上形成的，在老年期保持较好。

个体智力是流体智力和晶体智力的综合体现，对老年人进行智力评估时，老年人在空间、图形、逻辑能力方面的表现呈现出的是流体智力，在语言文字运用、联想力、判断力方面的能力反映出的是晶体智力。智力是心理活动的整体呈现，老年人的智力水平反映出老年人多方面的能力，对老年人智力的评估有助于对老年人现有生活能力做出判断，从而帮助老年人制订适合的生活方式。例如，老年人流体智力尚好，可以让其在能力范围之内尽可能多地接收新刺激，保持各方面能力处于较高水平状态；若老年人流体智力降低，晶体智力尚好，应尽量照顾老年人原有的生活习惯，让其生活规律化，借助其原有的经验与技能，提高生活质量。

2. 感知觉缺陷

智力水平的核心内容是认知功能，感知觉是认知世界的开端，老年人在不同程度上存在感知功能的降低，如视觉范围减小、听觉敏感性降低等，这些会影响老年人对外界刺激的接收，从而对信息加工产生阻碍。例如，老年人在做智力测试时，感知觉缺陷对老年人回答问题影响明显。在评估老年人智力时，要考虑其感知觉水平对智力评估结果的影响，对于有感知觉缺陷的老年人，应尽可能提供有助于信息输入的方式，如语音播放题目、大屏展示文字等。

3. 自信心与动机

老年人因各方面功能的衰退，常缺乏对自己的肯定，自信心不足，认为自己"老了，没有用了"，从而缺乏对事物认知及行为的动力。自信心及动机的缺乏影响老年人心理活动的水平，从而影响智力评估的结果。所以，对智力评估结果的分析，也要考虑老年人在进行评估时的心理状态。

（二）常见异常智力

1. 阿尔茨海默病

阿尔茨海默病是一种中枢神经系统原发性退行性变性疾病。其起病隐匿，病程缓慢且不可逆，对智能损害明显。阿尔茨海默病是最常见的痴呆类型，占痴呆病例总数的

60%～70%，50%～70%阿尔茨海默病患者的发病率与年龄成正相关，女性多于男性。65岁以上人群患病率为5%，80岁以上人群患病率达20%。危险因素包括女性、年老、家族史、抑郁症史、脑外伤史、低教育水平等。

2. 脑血管性疾病

因脑卒中、慢性脑血管病造成的脑部血液循环不良，以致脑细胞死亡而使智力受损，是痴呆发生的第二大原因。

3. 其他

如颅内感染及肿瘤所致精神障碍、颅脑外伤所致精神障碍等。

五、注意力评估

老年人注意力评估从持续注意、选择性注意、注意分配方面进行。持续注意评估检测老年人保持在同一件事物上的时间的能力，持续注意在老年期保持较好。选择性注意评估检测当无关干扰出现时，老年人的注意力依然集中在原有任务上的能力。例如，在电脑屏幕上呈现连续的符号，要求老年人发现目标符号时进行反应。注意分配评估是检测老年人在同一时间内同时注意不同事物的能力。例如，执行两耳分配任务，使用立体声耳机向老年人两只耳朵分别输入不同的声音，让老年人说出两耳分别听到的声音是什么。老年人注意分配的能力随年龄增长而降低。

对老年人注意力的评估结果除了考虑脑生理性功能衰退的因素外，还要考虑情绪及外界环境的干扰。有研究显示，老年人焦虑水平高时，其注意力下降。当进行注意力评估时，如果外界环境无关刺激较多，也会影响老年人注意力的评估结果。所以，在分析注意力评估结果时，要结合老年人当前情绪状态及外界环境进行综合分析。

六、认知状态评估方法

（一）观察法

观察老年人的认知状态，通过纵向及横向两个方面进行综合分析。纵向分析可以通过老年人或家属来了解情况，横向分析可以参照同龄老年人的平均水平。同时还要考虑老年人的文化水平、宗教信仰等因素对认知水平的影响。

（二）访谈法

通过访谈法进行认知评估时，应先通过其他方法对老年人的认知水平做出估判，选择适合老年人的沟通交流方式。例如，对听力受限的老年人，可以多使用文字语言、肢体语言与其交流；对语言表达受限的老年人，可以让其选用书写、图画表达；对记忆力受限的老年人，可以摘出重点，用简明扼要的提纲与老年人沟通。

（三）画钟试验（CDT）

画钟试验用于检测老年人视空间结构、语义记忆及执行等方面的能力。指导语：请您在这儿画一个圆的钟表，填上所有的数字，并指示11点10分。注意指导语要严格逐字遵照原话，如避免"时针""分针"之类的词汇，以避免这些词可能提示老年人一些线索而掩盖其受损的认知能力。

画钟试验的评分方法有以下两种。

1. 三分法

（1）轮廓（1分）：钟表面是个圆。

（2）数字（1分）：所有的数字完整，顺序正确且在所属的象限。

（3）指针（1分）：两个指针指向正确的时间，时针短于分针，指针的中心交点位于或接近表的中心。

2.四分法

（1）画出封闭的圆（表盘），1分。

（2）表盘的12个数字正确，1分。

（3）将数字放置在表盘的正确位置，1分。

（4）将指针放置在正确的位置，1分。

（四）心理测量法

1.简易精神状态检查表（MMSE）

简易精神状态检查表又称简易智能评估表，是应用最广泛的认知功能筛查量表。简易精神状态检查表包括时间定向力、地点定向力、记忆力、注意力和计算力及回忆力5个方面的认知内容评估，可评估老年人的认知功能状态，初步筛查认知功能障碍的老年人（表4.1）。

表4.1　简易精神状态检查表

检查项目	序号	评估项目	评估方法	得分
时间定向力（5分）	1	今年是哪一年？	答对1分，答错或拒答0分（回答属相年也给分）	
	2	现在是什么季节？	答对1分，答错或拒答0分（季节交替时回答1个就可给分）	
	3	现在是几月份？	答对1分，答错或拒答0分（回答对阴历或阳历均得分）	
	4	今天是几号？	答对1分，答错或拒答0分（回答对阴历或阳历均得分）	
	5	今天是星期几？	答对1分，答错或拒答0分	
地点定向力（5分）	6	这是什么城市（名）？	答对1分，答错或拒答0分（提问时，问题应具体明确）	
	7	这是什么区（城区名）？	答对1分，答错或拒答0分	
	8	这是什么医院（医院名或胡同名）？	答对1分，答错或拒答0分	
	9	这是第几层楼？	答对1分，答错或拒答0分	
	10	这是什么地方（地址、门牌号）？	答对1分，答错或拒答0分	
记忆力（3分）		现在我告诉您3种东西的名称，我说完后请您重复1遍。请您记住这3种东西：皮球、国旗和树木，过一会儿我还要问您（请说清楚，每种东西1s）		
	11	复述：皮球	答对1分，答错或拒答0分	
	12	复述：国旗	答对1分，答错或拒答0分	
	13	复述：树木	答对1分，答错或拒答0分	
		备注：3个词全部说完后再请患者重复，说完每个词后停留1s，顺序不作为评分标准		

（续表）

检查项目	序号	评估项目	评估方法	得分
注意力和计算力（5分）		现在请您算一算，从100中减去7，然后从所得的数算下去，请您将每减1个7后的答案告诉我，直到我说"停"为止		
	14	计算 100—7= ？	答对1分，否则为0分	
	15	再—7= ？	答对1分，否则为0分	
	16	再—7= ？	答对1分，否则为0分	
	17	再—7= ？	答对1分，否则为0分	
	18	再—7= ？	答对1分，否则为0分	
		备注：① 依次减5次，减对几次给几分；如前一项计算错误，但在错误得数的基础上减7结果正确者，仍给相应得分。② 严格按照提示语评估，评估者不提示得数，不提示继续减7		
回忆力（3分）		现在请您说出刚才我让您记住的是哪3种东西？		
	19	回忆：皮球	答对1分，答错或拒答0分	
	20	回忆：国旗	答对1分，答错或拒答0分	
	21	回忆：树木	答对1分，答错或拒答0分	
		备注：顺序不做要求，答对即给分		

2. 简易认知评估工具（Mini-Cog）

该筛查量表在 3 min 内完成，用于评估老年人是否存在痴呆（表 4.2）。

表4.2　简易认知评估工具

序号	测试内容与结果	评分	得分
引导语	A. "我说三样东西：苹果、手表、国旗，请重复一遍并记住，一会儿会问您。"	—	
	B. 画钟测验："请在这儿画一个圆形时钟，在时钟上标出 11 点 10 分。"	—	
	C. 回忆词语："现在请您告诉我，刚才我要您记住的三样东西是什么？"	—	
	答：（不必按顺序）	—	
评估建议	能记住 3 个词，非痴呆	3	
	能记住 3 个词中的 1～2 个，CDT 正确，认知功能正常	2	
	能记住 3 个词中的 1～2 个，CDT 不正确，认知功能缺损，需要进一步检查	1	
	3 个词 1 个也记不住，可能痴呆，提示需要进一步检查	0	

3. 常识-记忆-注意测验（IMCT）

该测验主要检查近记忆、远记忆和注意力，用于痴呆老年人的筛查。1～12 题为常识筛查，13～24 题为记忆力筛查，25～28 题为注意力筛查（表 4.3）。

表 4.3　常识-记忆-注意测验

项目序号	评估内容	评分	得分
1	您的姓名是什么	1	
2	现在是几点	1	
3	现在是上午还是下午	1	
4	今天是星期几	1	
5	今天是几号	1	
6	现在是几月份	1	
7	今年的年份	1	
8	您的住处的门牌号	1	
9	您的住处的街道名	1	
10	您的住处的城市名	1	
11	您现在在什么地方（家、医院等）	1	
12	识别人物（医生、护士、招待员、患者、家属等任意2个）	1分/个，共2分	
13	个人：您的出生日期	1	
14	您的出生地点	1	
15	您上学的学校	1	
16	您的职业	1	
17	您的兄弟或妻子的名字	1	
18	您曾经工作过的任一城市名称	1	
19	您上司的名字	1	
20	非个人：抗日战争的时间	1	
21	新中国成立的时间	1	
22	国家总理的名字	1	
23	国家主席的名字	1	
24	记住人名和地址（5 min 后回忆）	1	
25	将"红黄蓝白黑"5种颜色倒过来讲一遍（或倒数12个月份）	2，1，0	
26	从1数到20	2，1，0	
27	从20数到1	2，1，0	
28	回忆刚才的人名和地址	5，4，3，2，1，0	

七、认知状态与健康

　　老年人的认知功能是维持健康生活状态的基础，也是影响生活质量的因素之一。对老年人认知状态的评估，也有助于对其生活能力及生活质量做出预估。正常心理状态范围内的认知功能减退一般不会对生活质量有明显影响，可通过提供某些辅助方式来维系老年人较高水平的生活。异常的认知障碍是老年人的常见问题，对老年人的生活有较为明显的影响，是影响老年人健康水平的常见因素。

任务三　情绪与情感评估

情绪与情感是个体在生活中最容易察觉到的心理活动，个体对情绪情感具有较高的体验与感受。情绪是情感的外在表现，情感是情绪的本质内容。老年人的情绪与情感影响其健康及生活，对老年人情绪与情感的干预是老年心理照护的主要内容。本任务在任务一的基础上对老年人情绪与情感进行更加详细的评估。

一、情绪与情感评估内容

（一）老年人情绪与情感的特点

1. 自尊与自卑带来情绪化

老年人常具有较高的自尊感，如不愿意被他人评价过低，希望他人能看到自己的价值；希望做力所能及的事情，体现自己的价值；坚持自己的意愿，不愿意被人干涉等。老年人对高自尊的需要是想要获得认可与尊重。若满足了老年人的自尊需要，其即可获得较高的自尊感，心理健康水平也较高，这样的老年人情绪积极而稳定。当被尊重的需要得不到满足时，老年人会出现自卑感或是过度的高自尊。例如，老年人因为缺乏自信，在很多事情上表现退缩，不愿意或不敢去尝试；或者老年人表现为极度敏感，不能接受任何不同于自己的观点，固执己见。自卑或过度的高自尊都会使老年人情绪化明显。

2. 空虚与孤独产生消极体验

老年人的空虚与孤独源自社会角色体验感降低，退休或脱离既往社会角色的老年人，生活空余时间更多，但如果没有丰富的生活内容，老年人会出现此种消极体验。空虚与孤独反映老年人想与他人尤其是家人交往的意愿增强，即归属感的需要增强。当归属感的需要得不到满足时，老年人会感到受冷落、寂寞，从而出现郁郁寡欢或躁动不安，如子女不在身边、社会交往较少、兴趣爱好匮乏、离退休、丧偶等情况。

3. 焦虑与抑郁出现情绪问题

焦虑和抑郁是老年人最常出现的两种情绪，而且这两种情绪经常结伴出现。对晚年生活的不确定性使老年人担心未来的生活，对自己的健康状况感到担忧、为子女的生活忧愁等都是老年人焦虑的体现。老年人对生活感到失望、无助，缺少生活的动力，出现情绪低落是抑郁情绪的表达。焦虑与抑郁使老年人生活体验感变差，严重的焦虑与抑郁情绪会影响老年人的身心健康，从而降低老年人的生活质量。

4. 衰老与怀旧导致悲观与失落

老年人因各方面能力的衰退，常有自身价值感明显丧失的感觉，如老年人经常说"老了，没用了""跟不上时代了"等。衰老感使老年人更愿意回顾过去，尤其是年轻时的往事，用过去曾经的积极体验来弥补现在老去带来的缺失感。若老年人的怀旧心态不被外界接受，比如很多年轻人不喜欢听老年人一遍又一遍地讲述过去，这让老年人所剩无几的自尊感与价值感得不到满足，就会出现悲观与失落，从而使老年人丧失希望，降低对生活的期待。

（二）情绪与情感评估要点

1. 客观事物

对情绪与情感进行评估时，首先要明确导致个体产生情绪与情感的外界原因，即与情绪与情感相关的客观事物是什么。评估老年人情绪与情感相关的客观事物的目的有以下两点：一是在照护时可以有针对性地提供可行的帮助来应对客观因素，即解决实际的问题，从而缓解老年人的心理压力，解决情绪问题；二是通过该事物，明确老年人心理活动与该事物之间的联系，如认知、需要等，找到导致老年人产生情绪的内部因素，以提供相应的支持。

对于客观事物的评估，要注意以下两点：一是明确客观事物的性质。客观事物的性质决定了老年人对待客观因素的反应及耐受度，如自然灾害、战争、严重的疾病等事件，对于大多数老年人来说，是影响较大的应激源。二是评估老年人对于客观因素的感受及反应。不同的老年人在遇到同一件事情时，其反应也不尽相同，所以要明确老年人在该事件中的体验，而不能仅凭事件性质来评估老年人可能会出现何种情绪。对于客观事物的评估要结合以上两点进行综合分析。

2. 感受与反应

老年人的感受与反应是情绪与情感的直接呈现，感受是内在的体验，反应通过外在表现体现出来。在评估老年人的感受与反应时，要注意感受与反应是否具有协调一致性。具有正常心理活动的老年人，其内心感受与外在表现是协调一致的，如积极的情绪与情感使老年人更加乐观，消极的情绪与情感使老年人更容易沮丧。具有异常心理活动的老年人会出现感受与反应不一致的现象，如抑郁障碍的老年人，其内心感受到的情绪低落不一定外显出来，这是因为患者出于某些原因，会故意隐藏自己真实的感受，不让消极情绪表现出来。这一现象在某些正常心理活动的老年人中也会出现。

对感受与反应的评估要结合多种方法，如观察法、访谈法、心理测量法等，单一的评估方法可能得不到客观的评估结果。

3. 认知

认知是情绪与情感产生的内在因素，老年人对客观事物产生的某种态度决定了其产生相应的情绪与情感。例如，老年人被诊断患恶性肿瘤后，若其认为这是命运的不公，自己是被生活抛弃的不幸者，那老年人在生命末期体验到的多是绝望、恐惧与不甘；若老年人具有积极的生命观，不认为自己患有疾病是命运的不公，并能体验到自己生命的价值所在，这样的老年人情绪会更加稳定，会用更加平和的心态面对死亡。对老年人认知的评估需要结合其文化水平、宗教信仰、生活经历等因素进行综合评价。

4. 需要

需要是老年人产生情绪与情感的根本内在因素。当需要得到满足时，老年人产生积极的情绪与情感；若需要得不到满足，老年人则产生消极的情绪与情感。老年人常见需要主要包括生理需要、安全需要、归属需要及自尊需要，某些生命价值感高的老年人还具有自我实现的需要。老年人的心理需要与其当前的生活状态及所具有的资源有关。例如，若老年人经济条件较差，生活无法得到基本的保障，生理需要是其主要的心理需要；若老年人生活富足，但儿女不在身边，或者老年人初入养老院，其想要得到他人接纳的需要即归属需要是最强烈的；生活质量高的老年人若出现行为能力的衰退，会更加不能接受现状，其对康复训练结果的期待更高，这体现出老年人的自尊需要；从领导或技术岗位退休的老年人更希望在退休后依然有机会参与社会工作，尤其是与其原有专业背景一致的工作，这是自我实现的需要。

对老年人需要的评估除了通过观察、访谈等方式外，还需要结合评估者对需要的认识，能将老年人的表现与其相关的需要联系起来，因为有时老年人对自己的需要不一定能清晰地认知，需要与照护人员一起讨论分析获得。

5. 反应时间

评估老年人情绪与情感的反应时间是判断其情绪与情感是否属于正常范围的途径之一。正常心理活动的情绪与情感反应时间是有限的，往往与客观事物保持一致性，即客观事物存在则出现情绪与情感反应，当客观事物被解决不再困扰老年人时，其情绪与情感反应也随之消失。异常的情绪与情感持续时间较长，并且会出现与客观事物不一致的反应。具体情绪与情感障碍诊断中对病程的规定各有不同。反应时间也要结合反应强度一并来考虑。

6. 反应强度

对反应强度的评估同样是正常与异常情绪与情感的区分标准之一。一方面，反应强度是老年人感受与反应的体现，情绪与情感反应强烈的老年人多体会深刻，若是消极体验会给老年人带来不同程度的痛苦，当老年人体会到难以自拔的痛苦时，这是其需要寻求专业支持与干预的信号。另一方面，情绪与情感的反应强度体现在老年人的社会功能方面。社会功能是指老年人在工作、学习、生活、人际交往等方面的能力。情绪与情感反应强的老年人会导致其社会功能受到不同程度的影响，如抑郁障碍、焦虑障碍的老年人其社会功能会受到不同程度的损害。

对反应强度的评估可以通过老年人直接陈述其内心感受获得，但需要注意老年人的表达能力，某些老年人受到表述能力的限制，无法准确描述客观的内心感受，需要评估者协助老年人分析并共同讨论。对于表述能力有限的老年人，可以让其举例来具体描述自己的情绪与情感反应，如老年人不知何为焦虑，可以让其举例陈述当其出现焦虑时的反应，便于照护人员做出判断。标准化的评估方法通过心理测量进行。

7. 生理反应

情绪与情感除了会在心理活动方面体现出来，生理反应也是情绪与情感表现的途径。如焦虑、抑郁等情绪均会引起生理反应，这些反应主要集中在自主神经支配的系统和器官，称为自主神经症状，如心慌、胸闷、头疼、头晕、胃痛等症状较为常见。某些老年人对于心理反应的关注度不高，但对生理反应的敏感性较高，当老年人出现躯体不适时，若排除了其生理上的器质性病变，就应考虑该老年人具有心理冲突的可能性。

（三）老年人常见情绪与情感反应

1. 焦虑

焦虑是老年人紧张不安、提心吊胆的体验，是最常见的情绪反应。焦虑是与内心稳定相反的情绪体验，稳定的内心状态源自老年人可以通过拥有的经验或资源对生活进行掌控，即可以对事物的发展具有一定的自主性。焦虑来自老年人因缺少相应的资源，失去了对事物的自主控制而出现的恐慌不安。安全感是焦虑老年人的主要心理需要。

对老年人焦虑的评估首先要区分心理现象是正常的还是异常的。正常焦虑与异常焦虑的区分体现在以下几点：首先，正常心理活动范围内的焦虑对象是明确且有限的，如老年人因为生病而产生焦虑，待其疾病治愈后，焦虑自然消失；而异常焦虑的对象带有不确定性或者泛化的表现，如焦虑障碍的老年人不能确定自己焦虑的对象是什么，或者其焦虑对象的范围广，对任何事情都会产生不必要的焦虑感。其次，正常焦虑持续的时间是有限的，而异常焦虑持续的时间较长。再次，正常焦虑的反应程度给老年人带来的痛苦是有限的，是在老年人控制范围之内的不适感；异常焦虑给老年人带来的是不可自控的痛苦感。正常焦虑不会影响老年人的社会功能，异常焦虑会对老年人的社会功能产生影响。

2. 抑郁

抑郁是老年人感觉高兴不起来，对生活无助、无望、无动力的内心体验，也称为情绪低落，抑郁常与焦虑同时出现。抑郁情绪的出现源自老年人自我认同感过低，以及对事物过于消极的认知。例如，患有疾病的老年人，不认为自己可以痊愈，总是想到坏的结果，或者认为自己就是运气差，健康是可遇不可求的；原本健康状况较好的老年人，却总认为自己身体素质差，稍有身体不适，就认为自己得了非常严重的疾病；拥有较多资源或高质量生活的老年人，依然苦恼于自己的晚年生活，认为自己孤独无助等。老年人抑郁情绪的出现，可能直接源于某一次具体的事件，也可能继发于某些事件。例如，老年人患有重病后，因预后不佳出现抑郁情绪；老年人接连经历亲人离世、身患疾病、与子女分离等事件后，长期的精神压力导致抑郁情绪的出现。抑郁情绪背后是老年人对安全感、价值感、归属感等方面的需要。

对老年人抑郁的评估要区分心理现象是正常的还是异常的，区分要点同焦虑。

3. 愤怒

愤怒也是老年人常有的情绪体验，老年人会因各种原因表达出愤怒。愤怒会影响老年人的身心健康及人际关系的建立。老年人的愤怒情绪源自自身解决问题能力的下降，或者说是老年人处理问题时无能为力的体现。例如，老年人因身体功能衰退，生活自理能力下降，生活质量受损而出现愤怒情绪；临终老年人为无法掌控自我生命而容易愤怒；老年人入住养老院后因生活习惯及生活规律被打乱，出现生活不适而表现出愤怒等。愤怒反映出老年人想要获得解决问题的资源与能力的需要。

对老年人愤怒的评估更应关注其心理需要，不能只看到老年人愤怒的表现，应了解老年人的心理需要是什么，明确老年人当前具备哪些能力与资源，缺乏哪些能力与资源，从而有针对性地提供支持。

4. 恐惧

恐惧是自我保护的本能体现，恐惧的出现预示着老年人要为自我防御做出反应。恐惧多源自老年人对某件事物的未知，同焦虑的出现一样，因对该事物认知不足或对其结果不能确定而出现恐慌，恐惧与焦虑也经常同时出现。恐惧是老年人安全感未得到充分满足的体现。

5. 孤独感

老年人的孤独感常体现在社会角色发生改变时，如退休、离异、丧偶、子女离开原生家庭等。孤独感是老年人被接纳感受降低或丧失的体验，是老年人因体验到自己不再属于原有的生活交际圈，或在人际交往中总感觉自己不被认可与接纳而出现的心理距离感。例如，老年人退休前主要的社会交往集中在职业中，退休后因脱离原有的社会关系而感到社会交往减少甚至是缺乏，这样的老年人会因退休觉得自己无事可做而产生孤独感；老年人既往生活的中心主要是孩子，一旦子女因学业、工作或婚姻离开原生家庭，空巢老年人的孤独感油然而生。孤独感是老年人归属感需要的体现。

对老年人孤独感的评估包括两个方面：一是老年人实际的社会交往状态，即老年人与外界交往的频率，其社会交往的对象及数量；二是要评估老年人社会交往的质量，有些老年人社会交往并不匮乏，但其内心依然感觉孤独无助，这反映老年人交往的质量不高，或是在其社交圈子内未有被接纳与认可的归属感。由此可见，老年人的内心感受是其是否存在孤独感的主要评判标准。

6. 挫折感

挫折感是老年人在有目的的行为受到阻碍或需要没有得到满足时出现的情感体验，老年人会感受到无助、无能、无力。例如，生理功能减退的老年人因生活质量下降出现挫折感；退休后的老年人因无法在原有职业角色中体现价值而产生挫折感；养老院的老年人因认为自己被亲人抛弃而出现挫折感；智能时代让很多老年人因不会使用电子产品而出现生活不便，继而产生明显挫折感。挫折感让老年人降低或失去对生活的期待与动力。

对老年人挫折感的评估首先是明确老年人的内心感受与心理需要，这是挫折感的直接体现。其次，要对老年人的期待或目标进行评估，不合理的目标或是过高的期待也是导致老年人出现挫折感的原因。此外，了解老年人为达成目标所具备的资源是什么，资源匮乏也是老年人产生挫折感的原因。

7. 失落感

失落感使老年人感受到缺乏精神寄托，因无处体现自己的存在感及价值感，而失去生活的希望与动力，表现为精神空虚，消极情绪体验明显。老年人的失落感源自既往目标与当前现状相悖。例如，从领导岗位退休的老年人不再受到万众瞩目时会有失落感；空巢老年人会因子女不再依赖自己而出现失落感；丧偶的老年人因老伴离世，缺失了作为丈夫或妻子的角色价值而表现出失落感。老年人的失落感主要体现在价值感的缺失，与挫折感常结伴出现。

二、情绪与情感评估方法

（一）观察法

观察法是获得老年人情绪与情感过程外显反应的途径，需要与其他评估方法进行综合判断。有些老年人的外显表现与其内心是一致的，但也有些老年人其外显反应与真实感受存在差异。

（二）访谈法

用访谈法进行评估的前提是需要评估者与老年人建立信任关系，可以让老年人获得安全感，从而可以将内心的真实体验向评估者表达出来。倾听与共情是建立良好访谈关系的重要技术。

（三）心理测量法

1. 抑郁自评量表（SDS）

SDS 是由被评估者进行自评的抑郁量表。量表由 20 道题目组成，有正向得分及反向得分的题目，评估被评估者近 1 周以来的情绪体验，10 min 左右完成。SDS 用以辅助诊断、治疗与康复的预后评定（表 4.4）。

表 4.4　抑郁自评量表

指导语：请仔细阅读下面 20 道题，并根据你最近 1 周的实际感觉，选择最适合你的答案。

评估内容	无或偶尔	有时	经常	总是
1. 我感到情绪沮丧，郁闷				
2. 我感到早晨心情最好				
3. 我要哭或想哭				
4. 我夜间睡眠不好				
*5. 我吃饭像平常一样多				
*6. 我的性功能正常				
7. 我感到体重减轻				
8. 我为便秘烦恼				
9. 我的心跳比平时快				
10. 我无故感到疲乏				
*11. 我的头脑像平常一样清楚				
*12. 我做事情像平常一样不感到困难				
13. 我坐卧难安，难以保持平静				
*14. 我对未来感到有希望				
15. 我比平时更容易激怒				
*16. 我觉得做什么事情都很容易				
*17. 我感到自己是有用的和不可缺少的人				
*18. 我的生活很有意思				
19. 假如我死了，别人会过得更好				
*20. 我仍旧喜欢自己平时喜欢的东西				

评分方法：SDS 按症状的 4 个等级（无或偶尔、有时、经常、总是）分别进行评分。正向评分题依次评分：1、2、3、4；反向评分题（前文中有 * 号者）依次评分：4、3、2、1。总分为 20～80 分。

SDS 评定的抑郁严重度指数按以下公式计算：抑郁严重度指数 = 各条目累计分 /80（最高总分）。指数范围为 0.25～1.0，指数越高，抑郁程度越重。

结果分析：指数在 0.5 以下者无抑郁；0.50～0.59 为轻微至轻度抑郁；0.60～0.69 为中度抑郁；0.70 及以上为重度抑郁。

2. 焦虑自评量表（SAS）

SAS 由被评估者进行自评。量表由 20 道题目组成，有正向得分及反向得分的题目，评估被评估者近 1 周以来的情绪体验。SAS 用以辅助诊断、治疗与康复的预后评定（表 4.5）。

表 4.5　焦虑自评量表

指导语：请仔细阅读下面 20 道题，并根据你最近 1 周的实际感觉，选择最适合你的答案。

评估内容	无或偶尔	有时	经常	总是
1. 我觉得比平常容易紧张和着急				
2. 我无缘无故地感到害怕				
3. 我容易心里烦乱或觉得惊恐				
4. 我觉得我可能将要发疯				
*5. 我觉得一切都很好，也不会发生什么不幸				
6. 我手脚发抖打战				
7. 我因为头痛、头颈痛和背痛而苦恼				
8. 我感觉容易衰弱和疲乏				
*9. 我觉得心平气和，并且容易安静坐着				
10. 我觉得心跳得很快				
11. 我因为一阵阵头晕而苦恼				
12. 我有晕倒发作，或觉得要晕倒似的				
*13. 我吸气呼气都感到很容易				
14. 我手脚麻木和刺痛				
15. 我因为胃痛和消化不良而苦恼				
16. 我常常要小便				
*17. 我的手常常是干燥温暖的				
18. 我脸红发热				
*19. 我容易入睡，并且一夜睡得很好				
20. 我做噩梦				

评分方法：SAS 按症状的 4 个等级（无或偶尔、有时、经常、总是）进行评分。正向评分题依次评分：1、2、3、4；反向评分题（前文中有 * 号者）依次评分：4、3、2、1。

结果分析：总粗分的划界分为 40 分，标准分的划界分为 50 分。分数 < 53 分：无或轻度焦虑情绪；53 ≤ 分数 ≤ 70：中度焦虑情绪；分数 > 70：重度焦虑情绪。

3. 汉密尔顿抑郁量表（HAMD）

HAMD 是由照护人员对被评估者做出评价的他评量表。从 7 个方面来评估被评估者是否存在抑郁状态，内容包括焦虑、躯体化、体重、认知障碍、日夜变化、阻滞、睡眠障碍、绝望感。

4. 汉密尔顿焦虑量表（HAMA）

HAMA 是由照护人员对被评估者做出评价的他评量表，从躯体性焦虑和精神性焦虑两个方面对被评估者的焦虑情况进行评估。临床上常将其用于焦虑症的诊断及作为程度划分的依据。

5. 老年抑郁量表（GDS）

GDS 是专门针对老年人制订的抑郁筛查量表。在 15 min 左右完成。评价以下内容：情绪低落、活动减少、易激惹、退缩，对过去、现在及未来的消极评价（表 4.6）。

表 4.6　老年抑郁量表

序号	选择最近 1 周来最适合您的感受	是	否	得分
1	您对生活基本上满意吗？	0	1	
2	您是否已经放弃了很多活动和兴趣？	1	0	
3	您是否觉得生活空虚？	1	0	
4	您是否常感到厌倦？	1	0	
5	您觉得未来有希望吗？	0	1	
6	您是否因为脑子里有一些想法摆脱不掉而烦恼？	1	0	
7	您是否大部分时间精力充沛？	0	1	
8	您是否害怕有不幸的事落到头上？	1	0	
9	您是否大部分时间感到幸福？	0	1	
10	您是否常感到孤立无援？	1	0	
11	您是否经常坐立不安、心烦意乱？	1	0	
12	您是否希望经常待在家里而不去做些新鲜事？	1	0	
13	您是否常常担心未来？	1	0	
14	您是否觉得记忆力比以前差？	1	0	
15	您是否觉得现在生活很惬意？	0	1	
16	您是否常感到心情沉重、郁闷？	1	0	
17	您是否觉得像现在这样生活毫无意义？	1	0	
18	您是否常为过去的事忧愁？	1	0	
19	您觉得生活很令人兴奋吗？	0	1	
20	您开始一件新的工作困难吗？	1	0	
21	您觉得生活充满活力吗？	0	1	
22	您是否觉得您的处境毫无希望？	1	0	
23	您是否觉得大多数人比您强得多？	1	0	
24	您是否常为些小事伤心？	1	0	
25	您是否常觉得想哭？	1	0	
26	您集中精力困难吗？	1	0	
27	您早晨起床很开心吗？	0	1	
28	您希望避开聚会吗？	1	0	
29	您做决定很容易吗？	0	1	
30	您的头脑像往常一样清晰吗？	0	1	

结果分析：0～9 分（总分 30 分）可视为正常范围，10～19 分提示轻度抑郁，20～30 分为重度抑郁。

（四）产品分析法

产品分析法对于有语言障碍、表述受限或心理防御比较强的老年人较为适合，如沙盘游戏、绘画、日记等。

三、常见异常情绪与情感

（一）焦虑

异常焦虑情绪会出现在多种精神障碍中，如焦虑障碍、精神分裂症、抑郁障碍、躯体形式障碍等。焦虑障碍是老年人最为常见的焦虑原因，包括惊恐发作与广泛性焦虑障碍两种类型。老年人会表现出过分、不合理的焦虑体验，并会伴有明显的自主神经症状，出现身体不适感。多数老年人因缺乏对焦虑障碍的认识，当出现身体不适且找不到生理性器质性病变时，忽略了焦虑障碍的存在。

（二）抑郁

异常抑郁情绪同样会出现在多种精神障碍中，如抑郁障碍、精神分裂症、焦虑障碍等。抑郁障碍是老年人最常见的抑郁发作原因。抑郁障碍的核心症状包括情绪低落、兴趣缺乏、乐趣丧失。心理症状群主要包括焦虑、自责自罪、消极认知、精神运动性迟滞或亢进、精神病症状、自杀观念和行为。躯体症状群包括睡眠障碍、食欲减退、身体不适等。

（三）情感高涨

情感高涨是躁狂发作的主要症状。老年人出现异常的情绪兴奋亢进时，其情感体验与客观事物之间不一致，但其仍然具备情绪的感染性，可以引起他人的共鸣。情感高涨常见于躁狂症或双相情感障碍。

（四）易激惹

易激惹是指老年人因轻微刺激也会产生剧烈的情感反应，表现为敏感、易怒、兴奋冲动，是反应过度的体现。易激怒常见于脑器质性精神障碍、躁狂症、精神分裂症等。

（五）情感脆弱

情感脆弱是老年人因微不足道的小事而极易伤感，出现哭泣或激动，难以克制。情感脆弱常见于脑器质性精神障碍、神经衰弱、癔症等。

（六）情感淡漠

情感淡漠是老年人因缺乏内心体验而出现的情感反应，表现为遇到值得高兴的事情不开心，遇到值得伤心的事情也不难过，表现冷漠。情感淡漠常见于精神分裂症。

四、情绪情感与健康

老年人积极的情绪与情感状态有助于促进老年人保持健康的生活状态，过度且持久的消极情绪与情感状态可以导致疾病的产生。例如，暴躁易怒与高血压、冠心病的发病有关；压抑憋闷与癌症存在关联；紧张担忧容易出现消化功能紊乱；委屈自怜多是神经性障碍的表现。老年人需要保持适度的情绪与情感体验，这有助于促进身心健康。

任务四　人格评估

人格是个体心理活动的总和，是对心理活动的整体反应。老年人人格体现在认知、情绪与情感、行为等方面，是影响心理健康水平的因素之一，老年人的身心健康与其人格有密切的关系。对老年人进行人格评估，建立人格与健康之间的联系，是老年照护中必不可少的内容。本任务在任务一的基础上，对老年人人格进行详细的评估。

一、人格评估内容

（一）人格特点

1.自我关心

老年人随着生理功能的衰退，对自身生命健康的关注越来越多，这种自我关注的增强，会使老年人将注意力更多地集中在自己身上，久而久之就形成了习惯化的行为模式，如希望自己是家人关注的焦点、热衷于养生保健、不容易接受他人的建议等。老年人自我关心也是注意力分配能力下降、精力有限的体现。自我关心的人格特点使老年人更加关注自我，有利于提高老年人对自身健康的预防意识；但过度地自我关心也会影响老年人的社会交往，如老年人过度以自我为中心会在生活中极易与他人产生冲突。

2.警戒怀疑

敏感是老年人常见的人格特点，如对他人缺乏信任、嫉妒心强、孤僻多疑等。警戒怀疑同样出于老年人对自己过度的自我保护，担心自己不被外界接纳，害怕受欺骗，以拒绝外界或与他人保持较远距离来确保安全感。敏感使老年人具有较高的警惕性，可以提升老年人的安全意识；但过度敏感也会使人际交往产生障碍。

3.墨守成规

老年人因为记忆力减退和学习能力的下降，对于新鲜事物的学习能力降低，创新意识不足，不愿意打破原有的生活轨迹，依赖于固有的习惯，在原有的经验中获得内心稳定感。守旧使老年人获得对生活的掌控感，从中体验自己存在的价值；但在面对挑战时，墨守成规也容易让老年人应对困难的能力下降，极易产生挫败感。

4.还童幼稚

"老小孩"体现出老年人还童幼稚的人格特点，表现为情绪化明显、自控力下降、以自我为中心、行为幼稚等。还童幼稚是老年人退行的体现，年龄较大的老年人更容易出现，是老年人对抗因年老产生焦虑而出现的防御心理。还童幼稚的表现让老年人在一定程度上缓解了精神压力，获得精神上的舒适感；但长期的退行表现也会让老年人不能客观看待生活及生命，产生消极反应。例如，患有慢性疾病的老年人，还童幼稚的行为使其不能积极面对疾病，出现逃避退缩，治疗依从性降低；高龄老年人无法建立积极的生命观，对死亡产生极度恐惧等。对于具有还童幼稚特点的老年人，还要关注其是否存在脑器质性或功能性损伤。

（二）人格评估要点

1. 需要

需要是个体内部的不平衡状态，表现为个体对内外环境的欲求。需要是个体活动的基本动力，是个体行为的源泉。评估老年人的需要，有助于对老年人的行为做出预判。老年人的需要体现在起源和所指对象两个维度，包括生理需要与社会需要、物质需要与精神需要。生理需要是维系老年人生存的基本需要，如饮食健康、睡眠良好、身体舒适等。随着年龄的增长，生理需要会成为老年人的首要需要，饮食、睡眠障碍，老年性疾病等是困扰老年人的常见问题。社会需要是老年人为体现其社会属性而产生的需要，如成就价值、人际交往等。物质需要与精神需要同生理需要和社会需要内容有交叉。老年人的需要与其所处的生活状态及所具备的资源有关。

对老年人需要的评估按照以下思路进行：首先，评估老年人是否有生命安全的需要，如临终期的老年人、严重躯体疾病的老年人、抑郁障碍的老年人等。其次，评估老年人的生理需要，生理上的舒适感是老年人最基本的需要，也是引发心理问题的常见因素，如久卧病床的老年人、睡眠障碍的老年人、患癌的老年人等。再次，进行精神需要的评估，如归属感的需要、尊重的需要、自我实现的需要。例如，入住养老院的老年人对归属感的需要较为强烈；患病的老年人不希望自己成为家庭的累赘，同样具有强烈的归属感需要；老年人希望能按照自己的意愿行事，希望家人能够尊重其选择，这体现出老年人的尊重需要；退休后的老年人依然想要体现自己的价值，这是自我实现的需要；肢体行动不便的老年人对康复训练的结果有较高期待，想要恢复既往的行为能力，这反映出的也是老年人自我实现的需要。

对老年人需要的评估通过多种评估方法进行综合分析，有些老年人会直接表达自己的需要，有些老年人受到表达能力、性格及外界环境的影响，不能够准确表述自己的需要，这需要评估者结合其行为，从人格的整体性出发，明确老年人的需要。

2. 动机

动机是指引起、维持一个人的活动，并使活动朝向一定目标的内部动力。动机是在需要的基础上产生的，老年人因为有需要的存在，才产生了某种行为的动机。由此，对老年人动机的评估可以结合需要进行综合评价。评估老年人的动机水平，以此来判断其行为的倾向性。例如，老年人患病后对治疗康复的动机，决定了老年人的治疗依从性，并能反映出其为此努力的程度；退休后的老年人对于重新寻找新的社会角色的动机，影响着老年人退休后的心理状态及生活质量。

对老年人动机的评估要注意确定动机的程度。对动机程度的评估要结合老年人的能力来评价。在老年人的能力范围内，过高或过低的动机都不利于老年人的身心健康，过高的动机会让老年人因难以达成目标而失落沮丧，过低的动机又难以激发出老年人的成就感。所以，在老年人能力的基础上，适中的动机才是最有利于身心健康的。

3. 性格

性格是老年人人格中的核心内容，决定了老年人对待事物的态度及行为方式。老年人的性格也是某些疾病产生的病因之一，对老年人性格的评估是判断其健康水平的指标之一。例如，A型行为的老年人患高血压及冠心病的概率较高，C型行为与老年人癌症的发病有关，支气管哮喘的老年人多有依赖性强及独立性差的特点，消化系统溃疡的老年人多是隐忍及过度压抑的人，具有神经质特质的老年人与神经症性障碍的发病有关，抑郁障碍的老年人多是敏感细腻、高度自尊、自我认同感过低的人。

采用观察法及访谈法对老年人进行评估时，要注意性格是老年人长时间内一贯稳定的行为方式，要评估老年人在多件事情上表现出的一致态度和行为反应，而不是只通过一件事就判定老年人的性格。例如，老年人本身性格外倾，但因近日心情不佳，不愿与人交流沟通，照护人员不能仅从这一件事情上就判定该老年人性格是内向的。所以，对于老年人性格的评估，需要了解老年人的成长经历、生活环境、长久的行为模式等因素。标准化的心理测量同样需要结合其他评估方法对老年人的性格做出综合评价。

评估老年人性格的目的在于找到老年人性格与人际交往、生活状态、生活质量、身心健康等方面之间的联系，不只是简单地判断老年人的性格是好还是坏，因为性格没有绝对的好与坏，任何性格都是优缺点共存。性格与健康及生活之间关系的确定，有助于照护人员找到老年人可利用的性格特点，来提高老年人的身心健康及生活质量。例如，老年人性格内向，就认为该老年人心理健康水平低，容易出现心理问题甚至精神问题，这种认识是错误的。照护人员应将老年人的内倾性格与其在具体事件中的行为结合起来分析。例如，在人际交往中，内倾的性格使老年人具备更加细腻的心思去认识并理解他人，更容易对对方产生同理心，这有助于增进老年人的人际关系；但同时老年人由于不善于表达，可能在某些时候缺少与对方的沟通，从而产生某些隔阂。照护人员需要做的是对老年人的性格做出全面综合的评估，从而建议老年人在不同情境下去展现适宜的性格特点。

4. 自我意识

自我意识是个体对自己存在的一切认识，包括对自己生理、心理及社会层面的认识。自我认同感来自自我意识，是自我价值感体验的来源，具有完善的自我意识才能促进老年人形成积极的行为动机。例如，老年人退休后依然能够认识到自己的价值，这样的老年人会主动寻找新的角色定位，其退休生活必定是丰富充实的，这有利于促进身心健康的发展；高龄老年人若对自己的一生接纳且认可，自我价值感较高，能体验到自己生命的价值，形成积极的生命观，也就更可能用平和的态度来看待死亡。

对老年人自我意识评估的目的，是要对其行为的倾向性做出判断，需要将自我意识与行为联系起来找到两者之间的关系。当老年人表现出某种行为后，照护人员不能只看到老年人外显的行为，还要评估行为背后自我意识对行为的影响。

5. 应对方式

应对方式是个体解决问题的方法及策略。评估老年人应对方式的目的是寻找适合老年人的最佳解决方案。对老年人应对方式的评估是对其既往解决问题方式的评估。在对老年人应对方式的评估过程中，可以获取老年人当下已具备的资源，老年人去探寻可以为其带来积极意义的资源即是可采纳的应对方式，应鼓励老年人继续沿用这种有效的应对方式，以提高老年人的舒适感；相反，则需要协助老年人寻找其他可利用的资源来应对问题。例如，刚退休的老年人不适应退休生活，去社会应聘并继续参与社会工作，在不影响老年人身心健康的前提下，继续工作是其应对退休后不适的方式之一，是值得鼓励的应对方式；若退休后的老年人，为了充实生活，尝试参与各种文娱活动，但老年人未能从中获得愉快感，那该老年人需要重新寻找新的资源来适应退休生活。

对老年人应对方式的评估要注意从老年人的感受出发，来判断其应对方式是否是合理有效的。例如，阿尔茨海默病的老年人因定向力障碍，错将照护人员当作是自己的女儿，只要该照护人员在其身边，老年人就非常安静听话。在这种情况下，可以采用此种方式来稳定老年人的情绪，而不必要去纠正老年人的错误认知，强求老年人提高其认知能力。又如，有被害妄想的老年人，当其认为有人跟踪时，就会躲起来，这样会带来安全感。只要老年人出现妄想，就可以允许他这样做。

（三）常见人格

1. 固执

固执是老年人常见的人格特点，尤其随着年龄的增长，老年人坚持自我个性的意愿愈加明显，表现出以自我为中心，缺少同理心，不能接受他人的建议，一意孤行，这常导致老年人在生活中经历种种障碍。固执的心理机制是老年人通过坚持自我来体现自己价值的存在，固执个性的老年人多是感觉自己被外界接纳程度不高，要通过坚持自己是正确的想法来弥补不被接纳的心理空缺。老年人随着年龄的增长，各方面能力在减退，但其依然希望他人认识到自己的价值，因而就通过坚持自我、不愿意改变自己来保持这种自尊感。

2. 自卑

自卑是固执的反向表现，也是老年人想要获得价值感、希望被人认可和接纳的心理需要。自卑的老年人做事缺乏动力，习惯守旧，对自己有能力完成的事情也缺乏动机。自卑的老年人较为敏感，不能用平和的心态去看待问题，如与他人交往时缺乏对对方的信任；认为自己的生命价值感不高，对既往的生活耿耿于怀等。

3. 退行

退行表现为老年人行为举止幼稚化，情绪脆弱敏感，以自我为中心，是老年人无意识的心理防御表现。退行经常表现在老年人遇到难以解决的问题时，是一种逃避现实的表现，在一定程度上可以缓解老年人的心理压力。随着年龄的增长，老年人退行的表现会越来越明显，如做了错事不承认，无理取闹、喜怒无常，稍有不如意就乱发脾气。退行的心理需要也是老年人希望得到外界认可与接纳的表现。

4. 冷漠

冷漠的老年人缺乏热情，少有事物可以激发老年人的兴趣，对他人缺乏同理心，也没有太高的意愿去与别人交往，生活寡然无趣。冷漠使老年人看起来心态超然、心无旁骛，但实际上是对压力的回避行为，是无力抗争的表现。冷漠的老年人更需要得到支持与关爱。

二、人格评估方法

（一）观察法

对于老年人人格的观察，要以多数时间内老年人的行为表现作为参考资料，需要向老年人及家属详细了解，不能仅从一件事上下定论。

（二）访谈法

访谈过程中需要对老年人的人格做出充分的接纳，不要轻易给老年人贴标签，以防对老年人产生消极暗示。

（三）心理测量法

1. 艾森克人格问卷（EPQ）

EPQ 是英国心理学家艾森克编制的人格测试量表。该量表通过三个维度 P（精神质）、E（内外向）、N（神经质）和一个效度 L（掩饰性）来对被评估者的人格进行评价。

2. 明尼苏达多相人格问卷（MMPI）

MMPI 侧重于病理性人格的筛查。其包括 10 个临床量表：疑病量表、抑郁量表、癔症量表、精神病态量表、妄想量表、精神衰弱量表、精神分裂量表、躁狂量表、社会内容量表。同时包括 4 个效度量表：疑问量表、说谎量表、诈病量表、校正量表。

三、常见异常人格

（一）偏执型人格障碍

老年人表现为过度的敏感多疑，没有依据的前提下无端认为他人伤害或欺骗自己，固执己见，嫉妒心及报复心强，会在自己的固执认知下，对他人带来伤害性行为。具有此类人格障碍的老年人常怀有怨恨或委屈，时刻对外界表示不信任或敌意，人际关系紧张。

（二）表演型人格障碍

老年人行为举止夸大、做作，希望被人关注的需求极为强烈，会想方设法博得关注。其一旦受人瞩目，则极为满足，会有更加饱满的热情向外界展示自己。有时，因打扮、行为夸张而不合时宜，会给人轻浮、极不庄重的感觉。

（三）分裂样人格障碍

老年人观念及行为怪异、奇特，不能融入社会，常独来独往，不太容易让人接近。缺乏同理心，对任何事情漠不关心，对自己关注的事物十分投入。让人感觉难以接近，无法沟通。

（四）边缘型人格障碍

边缘型人格障碍最大的特点是心理活动两极化，在极度低落与极度兴奋间游走，不能控制自己，常出现极端的行为表现，如自残、自杀、酗酒、吸毒等。极端化的表现使得老年人难以与他人建立稳定的人际关系，生活紊乱不定。

四、人格与健康

老年人的人格对生理健康及心理健康两方面都有影响。心身疾病的发病总会找到与疾病相对应的人格特点，如高血压的患者往往具有争强好胜、急躁易怒的人格特点。这种人格特点常使老年人长期处于焦虑、恐惧的状态，导致肾上腺素分泌增加，心输出量增多，血管阻力增加，体内去甲肾上腺素及肾上腺素水平明显增高。出现躯体化症状的老年人多具有以自我为中心、依赖性强、敏感细腻的人格特点。该类老年人希望外界以自己作为关注的焦点，一切以自己的需要是否被满足作为社会交往的标准，一旦他人不能满足自己的要求或产生心理冲突时，老年人就会通过身体不舒服向外界倾诉："我生病了，需要得到他人的关心和接纳，我是最重要的人。"

知识链接

躯体化概念

躯体化被用来描述某类特定的患者，是指他们的一种倾向，即体验和表达自己的心理问题和人际问题时，以身体难受和医学上难以解释的症状为形式，并为此寻求医疗帮助。

躯体化可以被看成对疾病或障碍的一种提示，精神病理的一种迹象，内心冲突象征性的浓缩，经文化编码的对痛苦的一种含蓄的表达。躯体化是表达对社会不满的一种媒介，是患者在各领域中试图重新定位自己的一种机制。

 思政案例

2022—2025 年在全国广泛开展老年心理关爱行动

2022 年 6 月 20 日，国家卫生健康委员会印发通知，决定 2022—2025 年在全国广泛开展老年心理关爱行动（以下简称关爱行动）。关爱行动的主要目标：了解掌握老年人心理健康状况与需求；增强老年人心理健康意识，改善老年人心理健康状况；提升基层工作人员的心理健康服务水平。2022—2025 年在全国范围内选取 1 000 个城市社区、1 000 个农村行政村开展关爱行动。到"十四五"期末原则上全国每个县（市、区）至少 1 个社区或村设有老年心理关爱点。各地按要求对老年心理关爱点常住 65 岁及以上老年人开展心理健康评估，重点面向经济困难、空巢（独居）、留守、失能（失智）及计划生育特殊家庭的老年人。

思政元素：增强学生服务社会的责任感，提升学生对本专业的职业认同感。

 思考题

1. 老年心理评估的内容包括哪些？
2. 老年心理评估的常用方法有哪些？
3. 老年认知状态的评估要点有哪些？
4. 老年情绪与情感障碍的评估要点有哪些？
5. 老年人格的评估要点有哪些？

项目五

老年人社会健康评估

 【学习目标】

1. 素质目标

从社会角度形成关注老年人心理健康的整体观念，树立以老年人为中心的照护理念。

2. 知识目标

（1）掌握影响老年人健康的各种社会因素；

（2）熟悉各种社会因素对老年人健康的影响机制；

（3）了解各种社会因素的概念与特征。

3. 能力目标

学会老年人社会健康的评估方法。

 【案例导入】

王爷爷，65岁，大学文化，退休前为机关公务员，处级干部。退休后，与老伴单独生活，偶尔与老伴参与社区组织的老年活动，大部分时间帮助儿子儿媳接送孙子上下学。近期，王爷爷因家中老父亲身体状况不佳，需要送医住院，并与兄弟姐妹轮流照顾，而感到身心疲惫，心情欠佳。他觉得自退休以来没有自己的时间，全都围绕家人去生活，感觉自己已入老年，却不能享受老年的安逸生活，并对自己未来的健康及生活担忧不已。

请问：1. 王爷爷的晚年生活有什么新变化？

2. 我们可以从哪些方面对王爷爷进行社会评估？

任务一　角色评估

在社会学中，角色被定义为用于表现社会地位的行为模式，或者是某一社会地位所要求的规范总和。由于老年期社会化程度较高，角色多样化，不同角色使老年人内化了典型的规范准则，影响到老年人的心理活动，对健康水平产生影响。

一、角色概述

（一）角色的概念

角色一词最初被用于戏剧，是指舞台上演员所扮演的某个人物，包括该人物独特的语言及行为。而在社会学和社会心理学中，角色是指与人们所具有的某种社会地位、身份相一致的一整套权利、义务和行为模式，以及他人期望具有该特定身份的个人或群体能够表现出符合其身份的行为。角色不能单独存在，它存在于个体与他人的关系中。步入老年期的人们将经历各种角色的变化，从年富力强的中年人变成年迈力衰的老年人，从工作人员到退休人员，从为人父母到成为（外）祖父母等，适应不同角色的变化有助于老年人享受高质量的晚年生活。

（二）角色功能的概念

角色功能是指个体进行正常角色活动的能力，包括工作活动、社会活动、家务活动等。进入老年期，个体将会发生各种生理、心理变化，并影响与之相应的角色功能。此外，性别、文化程度、经济情况、社会地位等因素也对个体进入老年角色有重要影响。

二、角色评估内容

（一）角色承担

1. 一般角色

评估老年人对当前角色的承担情况，包括老年人的职业经历（工作性质、职位、工作内容、离退休年份等），以及目前是否工作、最近主要的活动、困难和重要的事情等，有助于对老年人可能出现的消极反应做出预判，并且明确老年人对当前角色的适应程度。

2. 家庭角色

评估老年人家庭结构及角色变化。大部分老年人有了（外）孙子或（外）孙女，成为（外）祖父母，增加了新角色；而配偶的去世将会导致原有丈夫或妻子角色缺失。此外，还可以通过对老年人性生活的评估，了解老年人夫妻角色功能情况。

3. 社会角色

评估老年人对每日活动是否明确及其社会关系状态。如果老年人对此没有明确的表述，其可能出现不能融入社会的情况，或者出现认知及其他精神障碍。

（二）角色认知

评估老年人对自己所承担角色的观点和体会，以及是否赞同他人对其所承担角色的期望。

（三）角色适应

评估老年人对自己所承担的角色是否满意，是否符合自己的角色期望。如果出现不适应的情况，会出现不良的身心反应，如头痛头晕、失眠、紧张焦虑、抑郁等。

三、角色评估方法

（一）观察法

观察老年人日常生活表现，重点观察老年人与他人（配偶、子女、邻居、朋友等）交往的行为表现。

（二）访谈法

讨论老年人对角色变化的感知、对角色的认识与期待及其与现实是否相符，以及老年人是否适应角色变化等。

（三）调查法

调查法常用 Barry 角色评估量表（表 5.1）、角色功能评估量表（表 5.2）等。

表 5.1　Barry 角色评估量表

序号	问题（角色—关系）	回答
1	您的职业是什么？	
2	您做这项工作多少年？	
3	您认为这次患病会影响您的工作能力吗？	
4	您与谁住在一起？	
5	谁在您生活中最重要？	
6	您感到社交孤独吗？	
7	您有社交孤独或社交障碍吗？	
8	交流能力：受限　　障碍	

注：根据被询问老年人的回答做出判断。

表 5.2　角色功能评估量表

序号	问题	回答
1	您从事什么职业及担任什么职位（或退休）？	
2	您目前在家庭、单位或社会所承担的角色与任务有哪些？	
3	您觉得这些角色是否现实、合理？您是否感到角色任务过重、过多或不足？您是否感到太闲或休闲娱乐的时间不够？	
4	您对自己的角色期待有哪些？他人对您的角色期望又有哪些？	
5	您认为您的角色发生了哪些变化，对您有影响吗？您对角色的期望是否受挫？	

注：根据被询问老年人的回答做出判断。

四、角色与健康

步入到老年期后，人的社会角色仍会发生重要转变，并对个体的身心产生重要的影响。衰老或疾病导致老年人的感受能力衰退或丧失，对很多事情力不从心，丧失独立性，成为需要照顾的弱势群体；退休之后，由意气风发的工作角色转变到处理日常琐事的家庭角色，由壮年期社会主导者、财富的创造者变成社会的依赖者、财富的消费者；配偶因衰老、疾病或意外死亡，回到单身的状态。此外，有的老年人可能会离开熟悉的家庭环境住到养老院，开始过上集体生活。在人生最后一段时光，老年人仍然经历各种变化。如果老年人拒绝接受自己角色转变的现实、不能够很好地适应新角色，可能会患上消化性溃疡、心脑血管疾病、老年痴呆等疾病，也可能产生焦虑、抑郁等心理问题，或者染上酗酒等不良嗜好，影响自己和家人的健康。

 知识链接

退休综合征

退休综合征是指退休后的老年人在离开工作岗位回到家庭环境后，对新环境适应不良而产生身心功能失调的综合征，是一种心理社会适应不良的心理病症。患有退休综合征的老年人由于退休后生活规律、工作习惯、权利范围、社会地位、经济收入、人际交往、周围环境等发生变化而产生多种身心不适症状，尤其是情绪上的变化。

生理变化：失眠、早醒、乏力、衰弱感。

心理变化：不良情绪如焦虑、抑郁、悲观厌世、喜怒无常等，压抑感、失落感、空虚感和对死亡的恐惧感。

任务二　环境评估

环境是个体生存的客观基础，个体的社会关系在环境中产生并发展。环境也是个体社会化体现的载体，促使个体产生相应的生存适应力。物理环境是老年人躯体健康的直接影响因素，社会环境对老年人选择何种方式生活与行为产生影响。

一、物理环境

老年人最主要的日常活动场所是居住场所。安全、实用、简洁、温馨的居室环境能够帮助老年人愉快、舒适地享受晚年生活，提高生活质量，有利于身心健康。

（一）物理环境评估内容

1. 安全评估

评估老年人居家环境中的不安全因素（表5.3），如地面是否平整、浴室是否有防滑设施、老年人日常活动路线上是否有障碍物等。物理环境评估的重点是对老年人居家环境安全性的评估。

表5.3　老年人居家环境安全评估表

场所	评估项目	评估要素
一般居室	光线	是否充足
	温度	是否适宜
	地面	是否平整、干燥、无障碍物
	地毯	是否平整、不滑动
	家具	是否放置稳定、固定有序，有无妨碍通道
	床	高度是否在老年人膝下、与其小腿长度基本相同
	电线	安置如何，是否远离火源、热源
	取暖设备	设置是否妥当
	电话	紧急电话号码是否放在易见、易取的地方
厨房	地板	是否有防滑设施
	燃气	"开""关"的按钮标志是否醒目
浴室	浴室门	门锁是否内、外均可开
	地板	是否有防滑措施
	便器	高度是否合适，有无扶手
	浴盆	高度是否合适，盆底是否有防滑胶垫
楼梯	光线	是否充足
	台阶	是否平整无破损，高度是否合适，台阶之间色彩差异是否明显
	扶手	有无扶手，扶手是否牢固

2. 老年人室内生活环境评估

（1）评估居室方位：由于老年人周身循环及体温调节机制衰退，应选择面朝南边的房间，冬暖夏凉，有利于老年人健康。

（2）评估居室独立性：理想的情况是为老年人提供安静单独的生活空间。如果没有相应条件，可用布帘等将房间隔开，适当布置，制造一个老年人专用房间，让老年人感到舒适自在。

（3）评估居室温度：老年人尤其是高龄老年人的血液循环差、代谢速度慢，容易怕冷或怕热，因此居室应配备暖气、空调、风扇等温度调节设备，室内温度最好控制在18 ℃以上、30 ℃以下。

（4）评估居室空气质量：室内空气不畅、气味浑浊会导致老年人感到憋闷。老年人的居室应定时通风，确保室内空气流通和清新。

（5）评估居室噪声：噪声能够损伤听力，引发头晕头痛，使老年人心跳加速，血压升高。因此要保证老年人居室安静，不要大声吵嚷，电视机、收音机等电器音量要适度，以老年人接受的程度为宜。

（6）评估居室色彩风格：房间内的色彩会对人的情绪产生一定的影响，尤其是墙壁的颜色。老年人居室内的色彩不宜使用大红大绿等饱和度高的颜色，应以中性柔和、稍微偏暖的颜色为主，营造安静、祥和、温馨的氛围。

（7）评估老年人居室装饰：适当的小巧装饰可以平衡房间布局、点缀环境、增加生活乐趣，有利于老年人的心理健康。根据老年人的需求和喜好，在室内做相应的布置，比如摆放一盆水仙或盆景。

（二）物理环境评估方法

1. 观察法

观察老年人日常活动的主要场所（居住房间、活动场所等），结合相应量表进行评估。

2. 访谈法

了解老年人的生活环境情况，老年人对该环境是否满意、有没有改善建议等。

3. 问卷法

居家环境评估问卷（表5.4）用来了解和评估居家生活老年人的居住环境，根据评估结果及时采取相应措施来保障老年人居家生活的安全性和舒适性。

表5.4　居家环境评估问卷

序号	问题	回答
1	居住房间方位是否朝南，是否冬暖夏凉？	
2	居住是否舒适？	
3	居室空气质量如何？	
4	居室隔离噪声的能力如何？	
5	房间内的色彩是否协调、柔和？	
6	是否有类似水仙、文竹之类的花卉点缀房间，使房间布局平衡，色彩协调，氛围活泼？	

（续表）

序号	问题	回答
7	您觉得家里存在哪些安全隐患？	
8	针对这些隐患有没有采取相应的防范措施？	
9	面对危险，您是否能及时发现并且躲避？	
10	如果您没有及时避免这些危险，您是否有求助措施？	

二、社会环境

社会环境是人类生存及活动范围内的社会物质、精神条件的总和。广义上的社会环境包括整个社会经济文化体系，而狭义上仅指人类生活的直接环境。社会环境包括经济情况、法律法规、社会制度、劳动条件、人际关系、生活方式、社会支持等方面。下面着重介绍经济环境、社会风气、社会保障、社会政策、社会变迁、社会关系和社会支持6个方面的评估。

（一）社会环境评估内容

1.经济环境

无论是宏观上的社会经济发展水平，还是微观上老年人家庭的经济状况，都会对老年人的生活带来深刻的影响，比如贫困将会危害老年人的健康。对老年人经济状况的评估，需要了解老年人及其配偶的收入来源、收入是否满足需要、家庭有无经济困难、是否需要他人的帮助等情况。

2.社会风气

尊老爱幼是中华民族的传统美德。这一部分主要评估老年人的生活环境（社区、城市等）是否拥有尊老、敬老和爱老的风气，老年人是否受到歧视。

3.社会保障

国家为老年人每月定时发放的社会养老金能够持续保证老年人的生活需求，为老年人享受高质量的晚年生活提供了重要的物质基础。而医疗保险则为老年人在预防、治疗疾病和病后康复方面提供经济支撑。此外，老年人社会救助是国家专门为贫困和低收入老年人提供的最基本的经济支持。这一部分主要评估老年人的居住地（包括所在社区、城市等）是否有针对老年人的上述保障性措施。

4.社会政策

评估老年人居住地（包括所在社区、城市等）是否有完善的政策和规章制度保障老年人的合法权益，以及其他服务性措施，如健康、娱乐、教育等方面的措施。

5.社会变迁

社会变迁指的是社会在结构和层次上的变化，包括渐进式的社会改良和突发式的社会革命，涉及内容非常广泛，如经济、价值观、人口等。目前，我国处于深度社会转型期，生活变化日新月异，并且已渗透到各个方面。老年人固有的行为规范、价值体系都受其影响，对老年人来说，是巨大的挑战。这一部分主要评估老年人是否适应当前社会的新变化。

6. 社会关系和社会支持

社会关系指的是与某一个体有直接或间接关系的所有人或团体，包括亲属、朋友、邻居、同事、领导、宗教团体及成员等。而个体从其社会关系网中获得的信息、物质和情感等方面的支持，则被称为社会支持。从性质上区分，社会支持共有两类：一类是客观的支持，如物质援助、团体关系的参与；另一类是主观的支持，主要指个体在群体中是否感受到受尊重、被支持、被理解，是一种个人情感体验。这一部分主要评估老年人的社会关系网络是否完整，如家庭成员有谁、关系如何、对老年人的态度，与邻居或同事关系如何、接触频率，有没有朋友，有没有参与团体活动等。

（二）社会环境评估方法

1. 观察法

观察老年人主要的生活环境和人际交往情况。

2. 访谈法

评估老年人经济情况、所处的社会环境。

3. 心理测量法

（1）社会支持评定量表（SSRS）（表5.5）：该量表用于测量个体的社会支持水平，从个体获得的客观支持（第2、6、7题）、个体感受到的主观支持（第1、3、4、5题）和个体对支持的利用度（第8、9、10题）3个维度进行测量。

表5.5　社会支持评定量表

指导语：以下10个问题用于反映您在社会中所获得的支持情况，请根据您的实际情况填写，感谢您的合作。

序号	评估项目	评估内容	评分标准	得分
1	您有多少关系密切、可以得到支持和帮助的朋友？（只选一项）	（1）1个也没有	1	
		（2）1~2个	2	
		（3）3~5个	3	
		（4）6个或6个以上	4	
2	近一年来您（只选一项）	（1）远离他人，且独居一室	1	
		（2）住处经常变动，多数时间和陌生人住在一起	2	
		（3）和同学、同事或朋友住在一起	3	
		（4）和家人住在一起	4	
3	您与邻居（只选一项）	（1）相互之间从不关心，只是点头之交	1	
		（2）遇到困难可能稍微关心	2	
		（3）有些邻居很关心您	3	
		（4）大多数邻居都很关心您	4	
4	您与同事（只选一项）	（1）相互之间从不关心，只是点头之交	1	
		（2）遇到困难可能稍微关心	2	
		（3）有些同事很关心您	3	
		（4）大多数同事都很关心您	4	

（续表）

序号	评估项目	评估内容	评分标准	得分
5	从家庭成员得到的支持和照顾（在合适的框内画"√"）	（1）夫妻（恋人）	每项按无、极少、一般、全力支持分别计1、2、3、4分	
		（2）父母		
		（3）儿女		
		（4）兄弟姐妹		
		（5）其他成员（如嫂子）		
6	过去，在您遇到急难情况时，曾经得到的经济支持和解决实际问题的帮助的来源有	（1）无任何来源	0	
		（2）下列来源（可选多项）：a.配偶；b.其他家人；c.亲戚；d.朋友；e.同事；f.工作单位；g.党团工会等官方或半官方组织；h.宗教、社会团体等非官方组织；i.其他（请列出）	有几个来源就计几分	
7	过去，在您遇到急难情况时，曾经得到的关心和安慰的来源有	（1）无任何来源	0	
		（2）下列来源（可选多项）：a.配偶；b.其他家人；c.亲戚；d.朋友；e.同事；f.工作单位；g.党团工会等官方或半官方组织；h.宗教、社会团体等非官方组织；i.其他（请列出）	有几个来源就计几分	
8	您遇到烦恼时的倾诉方式（只选一项）	（1）从不向任何人诉说	1	
		（2）只向关系极为密切的1～2人诉说	2	
		（3）如果朋友主动询问您会说出来	3	
		（4）主动诉说自己的烦恼，以获得支持和理解	4	
9	您遇到烦恼时的求助方式（只选一项）	（1）只靠自己，不接受别人帮助	1	
		（2）很少请求别人帮助	2	
		（3）有时请求别人帮助	3	
		（4）有困难时经常向家人、亲友、组织求援	4	
10	对于团体（如党团组织、宗教组织、工会、学生会等）组织活动（只选一项）	（1）从不参加	1	
		（2）偶尔参加	2	
		（3）经常参加	3	
		（4）主动参加并积极活动	4	
总得分		评分结果	评估者签名	评定日期

注：总得分为10个项目计分之和。10～20分，获得的社会支持较少；21～30分，具有一般的社会支持度；31～40分，具有满意的社会支持度。

（2）领悟社会支持量表（PSSS）（表5.6）：该量表用于测量个体主观感受到的各种社会资源的支持，包括家庭、朋友、同事等的支持度。

表5.6 领悟社会支持量表

指导语：请您根据自己的实际情况在每句后面选择一个答案。选择（1）为极不同意，表示您的实际情况与这一句描述非常不相符；选择（7）为极同意，表示您的实际情况与这一句描述非常符合；选择（4）为中立，表示中间状态。感谢您的合作！

序号	评估内容	评分标准	得分
1	在我遇到问题时，有些人（领导、亲戚、同学）会出现在我身旁	选项得分 （1）极不同意1分 （2）很不同意2分 （3）稍不同意3分 （4）中立4分 （5）稍同意5分 （6）很同意6分 （7）极同意7分	
2	我能够与有些人（领导、亲戚、同学）共享快乐与忧伤		
3	我的家庭能够切实具体地给我帮助		
4	在需要时，我能够从家庭获得情感上的帮助和支持		
5	当我有困难时，有些人（领导、亲戚、同学）是安慰我的真正源泉		
6	我的朋友能够真正地帮助我		
7	在发生困难时，我可以依靠我的朋友们		
8	我能与自己的家庭谈论我的难题		
9	我的朋友们能与我分享快乐和忧伤		
10	在我的生活中，有些人（领导、亲戚、同学）关心着我的感情		
11	我的家庭能心甘情愿协助我做出各种决定		
12	我能与朋友们讨论自己的难题		
评价			

注：总分小于32分表明社会支持系统存在严重问题，总分在33～60分表明社会支持系统处于中间状态，总分在61～84分为高支持状态，总分越高表示个体感受到的来自社会各方面的支持度越高。

三、环境与健康

住所和所在社区（或村镇）是老年人晚年生活的主要场所。随着身体功能的老化、疾病缠身，老年人适应环境的能力减弱甚至无法适应环境的变化，此时人体内外环境原有的平衡状态被打破，产生疾病，危害健康。因此，老年人所处的生活环境与其身心健康关系极为密切。减少或消除影响老年人生活质量的消极环境因素，挖掘积极因素，创造一个安全、稳定、舒适的生活环境有利于老年人的身心健康。

任务三　文化评估

　　文化是指人类在社会实践中所获得的物质、精神的生产能力和创造的物质、精神财富的总和。文化是个体社会化的形成结果，反映出个体的观念、道德、生存方式、思维方式等，形成了个体的价值观、信仰、风俗习惯。

一、文化概述

（一）文化的概念

　　从广义上讲，文化是一个社会及其成员所特有的物质财富和精神财富的总和，即特有人群为适应社会环境和物质环境而共有的行为和价值模式。从狭义上讲，文化具体指精神文化，包括知识、信仰、习俗、道德规范等。

（二）文化的结构

1. 物质层面

　　人类物质生产活动及其成果的总和。它是能够被个体感知到的、客观存在的实体，属于文化的表面结构。

2. 制度层面

　　人们在社会实践中建立起来的规范或者制度，用以约束人们的行为。它能够解决和协调人与人之间的行为，属于文化的中层结构。

3. 精神层面

　　人们在社会实践和意识形态活动中形成发展出来的知识体系、价值观念、审美情趣和思维方式等。它是文化的核心结构。

（三）文化的特征

1. 共享性与习得性

　　文化并不专属于某个人，而是被同一文化群体的成员所共享的。共同的信念和价值观将同一文化中成长的个体联结在一起。文化的共享性使其成员的行为能被其他成员所理解，并且能够使个体预测其他成员在特定情境中如何反应。

　　个人通过后天的学习和与他人的互动，随时间开始内化或整合一个文化系统，文化借此从上一代传递到下一代。比如，父母会教育孩子，当受到某人的帮助时，要表示感谢，正如他们从祖父母那里受到的教育一样。此外，通过观察别人行为的后果，孩子们也能逐渐认识到他们的文化所判定的是非对错。

2. 符号性

　　符号是用以代表某些其他事情的事物。它既可以是语言的，比如通过语言人们可以传递文化信息；也可以是非语言的，象征某些意义，比如国旗代表国家。

3. 整合性

　　文化的所有部分在功能上形成一个有机的整体，任何一部分的变化将会引起其他部分不同程度的改变，比如工业革命促使经济的飞速发展，进而改变人们的生活方式和思想观念。

4. 普遍性与特殊性

不同时空的人类群体在生物、心理、社会或文化等方面的某些特质会出现在每一种文化当中，比如乱伦禁忌在东西方不同文化中都有所体现。同时，某些特质也只为某种文化所独有，比如中国传统文化中龙的象征。

5. 适应性与变迁性

人们有很多赖以生存、适应环境的手段，除了生物性适应手段（如生物钟）以外，还有文化性适应手段，包括习惯的行为和工具。随着人类社会的发展，人们创造了更多社会和文化适应手段，并且根据不同时期人们需求的变化，所有文化也都随之变迁，出现新的形态。

二、文化评估内容

（一）受教育程度

评估老年人的受教育程度（文盲、小学、初中、高中、大学）。老年人的受教育程度影响老年人的认知方式、精神生活需求及社会生活的参与度。受教育水平高的老年人往往独立意识强，爱好广泛，更热衷于参加社会活动。

（二）价值观念

价值观是个体对人、事、物的重要性的看法和评价，是人认识事物、明辨是非的一种思维倾向，反映了个体的行为取向及对事物的态度。老年人的价值观影响其生活方式、饮食习惯、对疾病防治的态度等。这一部分主要评估老年人对自身健康状况、生活价值、所患疾病及其影响等问题的看法。

（三）宗教信仰

信仰是指个体对某种思想、宗教或者对某个人、某种事物的强烈的敬仰和信奉，并且把它确立为自己为人处世的准则。信仰带有强烈的个人情感色彩，尤其在宗教信仰上。研究表明，宗教信仰在降低老年人抑郁程度上有重要作用，但是极致的崇拜可能会令人丧失理智。这一部分主要评估老年人的宗教信仰及其依赖程度，比如宗教信仰对被评估者的重要程度，是否有相同信仰的家庭成员，是否有某些禁忌的饮食或行为，是否参加宗教活动，住院是否对宗教活动产生影响及怎样消除这些影响，宗教信仰对住院治疗疾病的整个过程有无特殊要求。

（四）风俗习惯

风俗习惯是指某一特定地域内的人共同的喜好、习惯、禁忌，以及共同遵守的行为模式或规范，包括生产、饮食、居住、婚丧嫁娶、医药、庆典等方面。风俗习惯是在漫长的历史发展过程中逐渐形成的，并且对其社会成员有强烈的行为约束影响。风俗习惯对健康有"双面"影响。比如，刮痧能够活血化瘀、舒筋通络，具有一定的治疗作用；吃香灰治病这种封建旧俗，缺乏科学依据，则会危害人的健康。这一部分主要评估不同文化区域的风俗习惯对老年人的影响，包括饮食、沟通、传统医药、礼节等。

1. 饮食

饮食具有强烈的文化烙印，也是最难以改变的风俗习惯。饮食评估主要了解老年人食物种类，包括主食类别（如南方人吃米饭、北方人吃面食）、饮食禁忌、烹调方式、进食时间与用餐次数、对饮食与健康关系的认识、个人爱好习惯等。

2. 沟通

沟通是人与人之间传递和反馈信息、思想和感情的过程，包括语言沟通和非语言沟通（语调、面部表情、肢体动作等），具有丰富的文化内涵。相同的手势在不同的文化背景下也具有不同的含义，比如竖大拇指，在我国表示肯定和夸奖，而在欧美国家表示搭车。这一部分主要评估老年人常用语言、方言的使用、语言禁忌，以及与之相应的语音语调、面部表情和手势等非语言信息，了解老年人在与他人沟通中是否存在障碍、文化差异，帮助老年人更好地适应新环境。

3. 传统医药

传统医药相关习俗是所有风俗习惯中与健康关系最为密切的习俗。有些家庭疗法或民间土方简单易行、便宜有效、性价比极高，深受人们的推崇和青睐。这一部分主要评估老年人对传统医药的使用情况，更全面地掌握老年人的健康状况。

4. 礼节

礼节是个人在社交中惯用的形式与规范，表示对他人的尊重、祝福、问候、哀悼等。良好的礼节习惯可以反映老年人的精神状态。对老年人相应礼节的了解评估，有助于预防老年人早期心理问题和塑造健全的人格。

5. 文化休克

文化休克是指人们生活在陌生文化环境中产生的迷惑与失落的经历。其经常出现在从熟悉的环境进入新环境当中，比如老年人生病住院或者迁居异地甚至移民时，由于沟通不畅、生活改变、风俗习惯差异而出现各种不适应。临床上出现食欲减退、失眠、焦虑、恐惧、沮丧和绝望等表现。这一部分主要评估老年人对陌生环境的感受和想法，确定老年人是否出现文化休克的问题。

三、文化评估方法

（一）观察法

观察老年人日常行为表现、生活习惯等。

（二）访谈法

了解老年人受教育程度、生活习惯、价值观等。

四、文化与健康

文化与社会的发展息息相关，每名社会成员的行为背后会打上深刻的文化烙印。老年人受教育程度、价值观念、宗教信仰、接受的风俗习惯等文化因素决定其健康观、疾病观、生命观、生活习惯、饮食习惯等信念和行为，进而影响其身心健康。良好的教育水平、正确的健康理念和信仰、规律健康的饮食和生活习惯有利于老年人保持身心健康。

任务四　家庭评估

　　家庭是个体生活的基本载体，是影响个体生存与发展的直接因素，也是社会支持中重要的元素。随着年龄的增长，老年人的社会关系慢慢减少，家庭关系是主要的社会交往内容。由于老年人的家庭观念较重，家庭因素对其有较明显的影响。

一、家庭概述

（一）家庭的概念

　　家庭是指具有血缘、婚姻和经济供养等稳定关系的两人或多人所组成的小型群体。广义上的家庭是指婚姻出现之后的各种家庭形式，如血缘家庭、亚血缘家庭和非血缘家庭。狭义的家庭即单偶家庭，也就是一夫一妻制的个体家庭。

（二）家庭的特征

　　（1）家庭成员至少有两名，故家庭是一个群体而不是个体。

　　（2）婚姻是建立家庭的基础和依据。

　　（3）家庭成员共同生活在一起，互相有较为密切的经济和情感交往。

二、家庭功能的评估

（一）评估内容

　　评估家庭成员的基本信息、家庭结构和功能。其中，家庭功能是评估的重点内容。

（二）评估方法

1. 观察法

　　观察家庭居住环境和居住条件、家庭成员衣着和行为表现、饮食情况、家庭气氛、成员之间的互动和亲密度等。

2. 访谈法

　　了解配偶情况、子女情况、夫妻关系、经济来源等。

3. 心理测量法

　　（1）家庭功能评估表（APGAR）：该量表主要评估家庭的适应性（adaptation, A）、合作程度（partnership, P）、成长性（growth, G）、情感（affection, A）和亲密程度（resolve, R）5个方面（表5.7）。

表 5.7　家庭功能评估表

项目	经常	有时	很少	得分
1. 当我遇到困难时，可以从家人处得到满意的帮助	2	1	0	
2. 我很满意家人与我讨论各种事情及分担问题的方式	2	1	0	
3. 当我喜欢从事新的活动或发展时，家人能接受并给予帮助	2	1	0	

（续表）

项目	经常	有时	很少	得分
4. 我很满意家人对我表达情感的方式及对我愤怒、悲伤等情绪的反应	2	1	0	
5. 我很满意家人与我共度美好时光的方式	2	1	0	

注：总分 7～10 分，表示家庭功能无障碍；总分 4～6 分，表示家庭功能轻度障碍；总分 0～3 分，表示家庭功能严重障碍。

（2）家庭环境评估量表（FES-CV）：共 90 道题（I1—I90），从以下 10 个方面评估家庭环境特征（表 5.8）。

① 亲密度：评估家庭成员之间相互承诺、帮助和支持的程度。

② 情感表达：评估家庭成员公开活动、直接表达情感的程度。

③ 矛盾性：评估家庭成员之间公开表露愤怒、攻击和矛盾的程度。

④ 独立性：评估家庭成员的自尊、自信和自主程度。

⑤ 成功性：评估家庭成员将一般活动变为成就性或竞争性活动的程度。

⑥ 知识性：评估家庭成员对政治、社会、智力和文化活动的兴趣大小。

⑦ 娱乐性：评估家庭成员参与社交和娱乐活动的程度。

⑧ 道德宗教观：评估家庭成员对伦理、宗教和价值观的重视程度。

⑨ 组织性：评估家庭成员在安排家庭活动和责任过程中有明确的组织和结构的程度。

⑩ 控制性：评估家庭成员使用固定家规和程序来安排家庭生活的程度。

表 5.8　家庭环境评估量表

序号	评估内容	评估结果	
1	家庭成员总是互相给予最大的帮助和支持	是	否
2	家庭成员总是把自己的感情藏在心里不向其他家庭成员透露	是	否
3	家中经常吵架	是	否
4	在家中我们很少自己单独活动	是	否
5	家庭成员无论做什么事都是尽力而为的	是	否
6	我们家经常谈论政治和社会问题	是	否
7	多数周末和晚上家庭成员都在家中度过，而不外出参加社交或娱乐活动	是	否
8	我们都认为不管有多大困难，子女应该首先满足老人的各种需求	是	否
9	家中较大的活动都是经过仔细安排的	是	否
10	家里人很少强求其他家庭成员遵守家规	是	否
11	在家里我们感到很无聊	是	否
12	在家里我们想说什么就可以说什么	是	否
13	家庭成员彼此之间很少公开发怒	是	否
14	我们都非常鼓励家里人具有独立精神	是	否
15	为了有好的前途，家庭成员都花了几乎所有的精力	是	否

（续表）

序号	评估内容	评估结果	
16	我们很少外出听讲座、看戏或去博物馆看展	是	否
17	家庭成员常外出到朋友家去玩并在一起吃饭	是	否
18	家庭成员都认为做事应顺应社会风气	是	否
19	一般来说，我们大家都注意把家收拾得井井有条	是	否
20	家中很少有固定的生活规律和家规	是	否
21	家庭成员愿意花很大的精力做家里的事	是	否
22	在家中诉苦很容易使家人厌烦	是	否
23	有时家庭成员发怒时摔东西	是	否
24	家庭成员都独立思考问题	是	否
25	家庭成员都认为使生活水平提高比其他任何事情都重要	是	否
26	我们都认为学会新的知识比其他任何事情都重要	是	否
27	家中没人参加各种体育活动	是	否
28	家庭成员在生活上经常帮助周围的老年人和残疾人	是	否
29	在我们家，当需要用某些东西时常常找不到	是	否
30	在我们家，吃饭和睡觉的时间都是一成不变的	是	否
31	在我们家，有一种和谐一致的气氛	是	否
32	家中每个人都可以诉说自己的困难和烦恼	是	否
33	家庭成员之间极少发脾气	是	否
34	我们家的每个人出入是完全自由的	是	否
35	我们都相信在任何情况下竞争是好事	是	否
36	我们对文化活动不怎么感兴趣	是	否
37	我们常看电影或体育比赛、外出郊游等	是	否
38	我们认为行贿是一种可以接受的现象	是	否
39	我们家很重视做事要准时	是	否
40	我们就做任何事都有固定的方式	是	否
41	家里有事时，很少有人自愿去做	是	否
42	家庭成员经常公开地表达相互之间的感情	是	否
43	家庭成员之间常互相责备和批评	是	否
44	家庭成员做事时很少考虑家里其他人的意见	是	否
45	我们总是不断反省自己，强迫自己尽力把事情做得一次比一次好	是	否
46	我们很少讨论有关科技知识方面的问题	是	否
47	我们家每个人都对1～2项娱乐活动特别感兴趣	是	否
48	我们认为无论怎样，晚辈都应该接受长辈的劝导	是	否
49	我们家的人常常改变他们的计划	是	否

（续表）

序号	评估内容	评估结果	
50	我们家非常强调要遵守固定的生活规律和家规	是	否
51	家庭成员总是衷心地相互支持	是	否
52	如果在家里说出对家事的不满，会有人觉得不舒服	是	否
53	家庭成员有时互相打架	是	否
54	家庭成员都依赖家人的帮助去解决他们遇到的困难	是	否
55	家庭成员不太关心职务升迁、学习成绩等问题	是	否
56	家中有人玩乐器	是	否
57	家庭成员除工作学习外，不常进行娱乐活动	是	否
58	家庭成员都自愿去做公共环境卫生	是	否
59	家庭成员认真地保持自己房间的整洁	是	否
60	家庭成员夜间可以随意外出，不必事先与家人商量	是	否
61	我家的集体精神很少	是	否
62	我们家可以公开地谈论家里的经济问题	是	否
63	当家庭成员的意见产生分歧时，我们都一直回避它以保持和气	是	否
64	家庭成员希望家里人独立解决问题	是	否
65	我们家的人对获得成就并不那么积极	是	否
66	家庭成员常去图书馆	是	否
67	家庭成员有时按个人爱好或兴趣参加娱乐性学习	是	否
68	家庭成员都认为要死守道德教条去办事	是	否
69	在我们家，每个人的分工是明确的	是	否
70	在我们家，没有严格的规则来约束我们	是	否
71	家庭成员彼此之间都一直合得来	是	否
72	家庭成员之间讲话时都很注意，避免伤害彼此的感情	是	否
73	家庭成员常彼此想胜过对方	是	否
74	如果家庭成员经常独自活动，会伤及家里其他人的感情	是	否
75	先工作后享受是我们家的老习惯	是	否
76	在我们家看电视比读书更重要	是	否
77	家庭成员常在业余时间参加家庭以外的社交活动	是	否
78	我们认为无论怎样，离婚是不道德的	是	否
79	我们家花钱没有计划	是	否
80	我们家的生活规律或家规是不能改变的	是	否
81	家庭的每个成员都一直得到充分的关心	是	否
82	我们家经常自发地讨论家人很敏感的问题	是	否
83	家人有矛盾时，有时会大声争吵	是	否

（续表）

序号	评估内容	评估结果	
84	在我们家，确实鼓励成员都自由活动	是	否
85	家庭成员常常与别人比较，看谁的工作学习好	是	否
86	家庭成员很喜欢音乐、艺术和文学	是	否
87	我们家娱乐活动的主要方式是看电视、听广播，而不是外出活动	是	否
88	我们认为提高家里的生活水平比严守道德标准还要重要	是	否
89	我们家饭后必须立即有人去洗碗	是	否
90	在家里违反家规者会受到严厉的批评	是	否

注：1. 计分方式。

若回答"是"评1分，回答"否"评2分。

亲密度 = （I11−1）+（I41−1）+（I61−1）− [（I1−2）+（I21−2）+（I31−2）+（I51−2）+（I71−2）+（I81−2）]

情感表达 = （I2−1）+（I22−1）+（I52−1）+（I72−1）− [（I12−2）+（I32−2）+（I42−2）+（I62−2）+（I82−2）]

矛盾性 = （I13−1）+（I33−1）+（I63−1）− [（I3−2）+（I23−2）+（I43−2）+（I53−2）+（I73−2）+（I83−2）]

独立性 = （I4−1）+（I54−1）− [（I14−2）+（I24−2）+（I34−2）+（I44−2）+（I64−2）+（I74−2）+（I84−2）]

成功性 = （I55−1）+（I65−1）− [（I5−2）+（I15−2）+（I25−2）+（I35−2）+（I45−2）+（I75−2）+（I85−2）]

知识性 = （I16−1）+（I36−1）+（I46−1）+（I76−1）− [（I6−2）+（I26−2）+（I56−2）+（I66−2）+（I86−2）]

娱乐性 （I7−1）+（I27−1）+（I57−1）+（I87−1）− [（I17−2）+（I37−2）+（I47−2）+（I67−2）+（I77−2）]

道德宗教观 = （I18−1）+（I38−1）+（I88−1）− [（I8−2）+（I28−2）+（I48−2）+（I58−2）+（I68−2）+（I78−2）]

组织性 = （I29−1）+（I49−1）+（I79−1）− [（I9−2）+（I19−2）+（I39−2）+（I59−2）+（I69−2）+（I89−2）]

控制性 = （I10−1）+（I20−1）+（I60−1）+（I70−1）− [（I30−2）+（I40−2）+（I50−2）+（I80−2）+（I90−2）]

2. 评估标准。

亲密度：0～5为低分，6～8为中等，9为高分；情感表达：0～4为低分，5～7为中等，8～9为高分；矛盾性：0～1为低分，2～5为中等，6～9为高分；独立性0～3为低分，4～7为中等，8～9为高分；成功性：0～5为低分，6～8为中等，9为高分；知识性：0～3为低分，4～7为中等，8～9为高分；娱乐性：0～3为低分，4～6为中等，7～9为高分；道德宗教观：0～4为低分，5～7为中等，8～9为高分；组织性：0～5为低分，6～8为中等，9为高分；控制性：0～2为低分，3～5为中等，6～9为高分。

三、家庭压力评估

（一）压力概述

1. 压力的概念

压力是指内外环境中的各种刺激作用于机体时所产生的非特异性反应。适当的压力有助于机体发挥潜力、适应环境，但过强的压力或长期处于压力状态中，将会对人的身心健康产生消极影响。

2.压力源

压力源是指导致机体产生压力反应的因素，包括以下 4 个方面。

（1）生物性因素：造成身体生理组织受损或功能障碍的因素，如饥饿、疲劳、疾病、衰老、手术等。

（2）心理性因素：心理冲突、挫折、不良的情绪状态（如焦虑、恐惧）等。

（3）环境因素：恶劣的气候、噪声、污染、辐射等。

（4）社会文化因素：战争、经济困难、文化差异、生活事件（如失业、丧偶）等。

3.压力反应

针对压力源引起的非特异性适应反应，包括生理、情绪、认知、行为等方面。

（1）生理反应：食欲缺乏或暴饮暴食、疲乏、头晕、头痛、失眠、心律失常、血压升高、溃疡等。

（2）情绪反应：紧张、焦虑、愤怒、抑郁、恐惧、易激惹等。

（3）认知反应：感知觉敏感或迟钝、记忆力下降、思维混乱、注意力分散、解决问题的能力下降等。

（4）行为反应：行为退化、暴力行为、自杀行为、物质滥用等。

4.应对方式

应对方式是指个体在面对压力时，为了降低压力对自身的影响、恢复自身平衡状态，在认知方面和行为方面做出的反应。应对方式包括情感性应对和问题性应对。

（1）情感性应对：调节由压力源导致的不良情绪，以降低压力的影响，比如转移注意力、回避问题等。

（2）问题性应对：针对压力源，主动地采取策略，改变不利的处境，比如解决问题、寻求支持、获取相关信息等。

（二）评估内容

评估家庭压力事件（性质、程度、持续时间、影响等）、家庭成员对压力的感知、采取的应对方式、应对压力事件的家庭资源。

如果家中出现老年人需要人照顾的情况，还需要评估家庭照顾者的压力及应对。家庭照顾者指的是在家中对老年人进行照顾的子女、亲属、保姆等，不包括专业护士。家庭照顾者评估涉及家庭照顾者的一般情况（年龄、身体状态、情绪状态等）、需要照顾老年人的数量及身体情况、照顾老年人的时间和自己可支配时间、照顾老年人需要的措施和照顾者能够提供的措施、照顾者需要完成其他工作的数量和性质、照顾者获得的支持和帮助、照顾者的经济负担等。

（三）评估方法

1.访谈法

了解家庭成员面临的压力源、对压力的感知、应对压力的方式和压力缓解的情况。

2.心理测量法

（1）社会再适应评定量表（表 5.9）：该量表主要用于评估近 1 年来不同类型的生活事件对个体造成的影响，进而预测个体可能出现的健康问题。

表5.9 社会再适应评定量表

生活事件	生活事件单位	生活事件	生活事件单位
1. 配偶死亡	100	23. 子女离家	29
2. 离婚	73	24. 司法纠纷	29
3. 夫妻分居	65	25. 个人突出成就	28
4. 拘禁	63	26. 配偶开始工作或离职	26
5. 家庭成员死亡	63	27. 上学或转业	26
6. 外伤或生病	53	28. 生活条件变化	25
7. 结婚	50	29. 个人习惯改变	24
8. 解雇	47	30. 与上级矛盾	23
9. 复婚	45	31. 工作时间或条件改变	20
10. 退休	45	32. 搬家	20
11. 家庭成员患病	44	33. 转学	20
12. 怀孕	40	34. 娱乐改变	19
13. 性生活问题	39	35. 宗教活动改变	19
14. 家庭增添成员	39	36. 社交活动改变	18
15. 调换工作	39	37. 小量借贷	17
16. 经济状况改变	38	38. 睡眠习惯改变	15
17. 好友死亡	37	39. 家庭成员数量改变	15
18. 工作性质改变	36	40. 饮食习惯改变	15
19. 夫妻不合	35	41. 休假	13
20. 中量借贷	31	42. 过节	12
21. 归还借贷	30	43. 轻微的违法行为	11
22. 职务改变	29		

注：总分 = 生活事件单位数字相加之和。总分超过300分，表明80%可能患病；总分150～300分，表明50%可能患病；总分小于150分，表明30%可能患病。

（2）知觉压力量表（PSS）（表5.10）：该量表广泛应用于评估压力，共有感知痛苦和感知应对两个维度。

表5.10 知觉压力量表

请根据最近1个月以来您个人的感受和想法，在回答每一道题目时，选择最符合您的感受的选项或想到某一特定想法的频率。每一题均须作答，且尽量以快速、不假思索的方式作答。谢谢您的合作！

序号	问题	从不	偶尔	有时	时常	总是
1	因为一些无法预期的事情发生而感到心烦意乱	0	1	2	3	4
2	感觉无法控制自己生活中重要的事情	0	1	2	3	4
3	感到紧张不安和压力	0	1	2	3	4

序号	问题	从不	偶尔	有时	时常	总是
4	成功地处理了恼人的生活麻烦	0	1	2	3	4
5	感到自己是在有效地处理生活中所发生的重要改变	0	1	2	3	4
6	对于有能力处理自己的私人问题感到很有信心	0	1	2	3	4
7	感到事情顺心如意	0	1	2	3	4
8	发现自己无法处理所有自己必须做的事情	0	1	2	3	4
9	有办法控制生活中恼人的事情	0	1	2	3	4
10	常觉得自己是驾驭事情的主人	0	1	2	3	4
11	常生气，因为很多事情的发生超出了自己所能控制的范围	0	1	2	3	4
12	经常想到有些事情是自己必须完成的	0	1	2	3	4
13	常能掌握安排时间的方式	0	1	2	3	4
14	常感到困难的事情堆积如山，而自己却无法克服它们	0	1	2	3	4

注：知觉压力量表共有 5 级评分（0～4 分），积极项目（4、5、6、7、9、10、12、13）为反向计分，总分为所有 14 项评分之和，总分越高表明被评估者具有越大的感知压力。

（3）Jaloviee 应对方式评定量表（表 5.11）：该量表用于测量个体常用的压力应对方式。

表 5.11　Jaloviee 应对方式评定量表

应对方式	从不	偶尔	有时	经常	总是
1. 担心					
2. 哭泣					
3. 干体力活					
4. 相信事情会变好					
5. 一笑了之					
6. 寻求其他解决问题的方法					
7. 从事情中学会更多东西					
8. 祈祷					
9. 努力控制局面					
10. 紧张，有些神经质					
11. 客观、全面地看待问题					
12. 寻找解决问题的最佳办法					
13. 向家人、朋友寻求安慰或帮助					

（续表）

应对方式	从不	偶尔	有时	经常	总是
14. 独处					
15. 回想以往解决问题的方法并分析是否仍有用					
16. 吃食物，如瓜子、口香糖					
17. 努力从事情中发现新的含义					
18. 将问题暂时放在一边					
19. 将问题化解					
20. 幻想					
21. 设立解决问题的具体目标					
22. 做最坏的打算					
23. 接受事实					
24. 疯狂、大喊大叫					
25. 与相同处境的人商讨解决问题的办法					
26. 睡一觉，相信第二天事情就会变好					
27. 不担心，凡事终会有好结果					
28. 主动寻求改变处境的方式					
29. 回避					
30. 能做什么就做什么，即使并无效果					
31. 让其他人来处理这件事					
32. 将注意力转移至他人或他处					
33. 饮酒					
34. 认为事情已经无望而听之任之					
35. 认为自己命该如此而顺从					
36. 埋怨他人让你陷入此困境					
37. 静思					
38. 服用药物					
39. 绝望、放弃					
40. 将注意力转移到其他想做的事情上					
41. 吸烟					

四、家庭与健康

老年人退出工作领域后，家庭不仅成为老年人的主要活动场所，而且是老年人重要的精神寄托。同时，老年人也会经历很多压力性事件，如退休后经济和社会地位下降、身体衰老、疾病折磨、丧偶、空巢、亲友去世等。而良好的家庭环境和团结和睦的家庭关系，能够给老年人提供最大的物质帮助和精神慰藉，有助于维持老年人的身心健康。此外，家庭其他成员的健康信念和行为也能够影响老年人的健康观念和生活习惯。

知识链接

空巢老人与老年抑郁症

　　老年空巢家庭是指老年人独自生活、身边没有子女与其共同居住的家庭，包括单人空巢家庭和夫妇两人的空巢家庭，这些家庭中的老年人称为空巢老人。

　　空巢老人由于衰老与疾病心理负担增加，同时空闲与孤独加速心理衰老，更容易引发老年抑郁症。老年抑郁症的主要表现除情绪低落、睡眠障碍、兴趣减退外，还有乏力、健忘、耳鸣目眩、消化不良、胸闷、胃痛等躯体症状，长期抑郁更容易引发心肌梗死、冠心病、癌症、高血压等疾病，同时抑郁也是自杀的最常见原因之一。最危险的情况是老年人往往意识不到自己的情绪问题或羞于告诉儿女或他人，讳疾忌医，最终耽误病情、延误治疗。因此，家庭成员应该高度关注家中老年人的心理状态、及早发现抑郁症状、及时诊治，降低老年抑郁症的不良影响。

 思政案例

老年友好型社区

　　随着我国快速进入老龄化社会，国家高度重视社区建设在提升老年人生活质量中的积极作用，并先后制定多项措施，以老年人的需求为导向，引导社区养老支持从碎片化的养老服务供给走向以老年友好为总目标的新方向，力求为老年人提供全方位的社区居家养老支持，增强老年人独立生活能力，缓解家庭养老压力，提升老年人及家庭的生活幸福感。国家卫生健康委员会、全国老龄工作委员会办公室 2020 年发布的《关于开展示范性全国老年友好型社区创建工作的通知》中提出，探索建立老年友好型社区创建工作模式和长效机制，切实增强老年人的获得感、幸福感、安全感。到 2025 年，在全国建成 5 000 个示范性城乡老年友好型社区，到 2035 年，全国城乡实现老年友好型社区全覆盖。

　　思政元素：启发学生意识到关爱老年人是全社会的责任、增强学生助老的责任意识。

思考题

1. 影响老年健康的社会因素有哪些？
2. 老年角色评估的内容有哪些？
3. 老年环境评估的内容有哪些？
4. 老年文化评估的内容有哪些？
5. 老年家庭评估的内容有哪些？

常见老年综合征的评估

【学习目标】

1. 素质目标

（1）树立严谨科学的工作作风，具备良好的团队协作精神；

（2）具有爱老、敬老、尊老、孝老的素养和良好的沟通能力。

2. 知识目标

（1）掌握各种老年综合征的评估内容；

（2）熟悉各种老年综合征的表现；

（3）了解老年综合征的概念和因素。

3. 能力目标

具有对常见老年综合征评估的能力。

任务一　跌倒的评估

【案例导入】

　　李奶奶，85岁，既往有高血压、关节炎、颈椎病、视物模糊。其近1个月在养老院发生过2次跌倒，意识清楚，双下肢软弱无力，由照护人员搀扶行走。

　　请问：如何对李奶奶进行跌倒风险的评估？

　　随着年龄的增长，老年人会出现反应变慢、视觉减退、下肢乏力、平衡能力下降、步态不稳等生理变化，再加上药物的副作用，导致老年人容易发生跌倒。老年人跌倒是可以预防和控制的，积极地进行老年人跌倒的评估和干预，有助于减少老年人跌倒的发生，减轻老年人跌倒所致伤害的严重程度。

一、跌倒概述

（一）跌倒的定义

　　跌倒是一种不能自我控制的意外事件，指个体突发的、不自主的、非故意的体位改变，使脚底以外的部位停留在地上或者更低的平面。按照国际疾病分类，跌倒分为两类：一类是从一个平面至另一个（更低）平面的跌落，另一类是同一个平面的跌倒。

（二）跌倒的流行病学

　　老年人跌倒的发生率高，是导致老年人伤残、失能和死亡的重要原因之一。世界卫生组织指出，跌倒是老年人慢性致残的第三大原因。在美国，老年人意外事故中有2/3由跌倒所致，每年因跌倒产生的医疗总费用超过200亿美元。据统计，跌倒是我国65岁以上老年人伤害死亡的首位原因，每年约有30%的老年人发生跌倒，15%的老年人发生2次以上跌倒，并伴有骨折、软组织损伤和脑部外伤等，因而跌倒会导致老年人活动受限、医院就诊或死亡。

（三）跌倒的危险因素

　　跌倒不仅反映老年人身体功能的改变，如神经、肌肉、认知等问题，还反映可能存在的药物反应、心理-社会及环境等问题。因此，对引起老年人跌倒的危险因素进行评估时，应注意从内在危险因素和外在危险因素两方面进行系统的综合分析与评估。

1.内在危险因素

　　内在危险因素主要来源于老年人自身的因素，通常不易被察觉且不可逆转，需要仔细询问。另外，医源性因素也属于内在危险因素，常因个体内在不一致而有所差异，可通过仔细询问来了解以减少或避免跌倒发生。

　　（1）生理因素。

　　①中枢神经系统：老年人智力、肌力、肌张力、感觉、反应能力、反应时间、平衡

能力、步态及协同运动能力降低，使得跌倒的危险性增加。

②感觉系统：老年人的视力、视觉分辨率、视觉的空间／深度觉及视敏度会下降；老年传导性听力损失、老年性耳聋甚至耳垢堆积会影响听力，导致老年人很难听到有关跌倒危险的警告声音；老年人触觉下降，前庭功能和本体感觉退行性下降，导致老年人平衡能力下降，从而增加跌倒的危险性。

③步态的稳定性下降：步态的稳定性下降也是引发老年人跌倒的主要原因。老年人缓慢踱步行走造成步幅变短、行走不连续、脚不能抬到一个合适的高度，加之中枢控制能力下降，导致跌倒危险性增加。

④骨骼肌肉系统：老年人骨骼、关节、韧带及肌肉的结构、功能损害和退化是引发跌倒的常见原因。另外老年人骨质疏松会增加与跌倒相关的骨折发生率，尤其是跌倒导致的髋部骨折。

（2）病理因素。

①神经系统疾病：如脑卒中、帕金森病、脊椎病、小脑疾病、前庭疾病、外周神经系统病变。

②心血管疾病：如直立性低血压、脑梗死、小血管缺血性病变等。

③影响视力的眼部疾病：如白内障、青光眼、黄斑变性。

④心理及认知因素：如认知症、抑郁症。

⑤其他疾病：如晕厥、眩晕、惊厥、偏瘫、足部疾病及足或足趾的畸形等都会导致神经反射时间延长和步态紊乱。

⑥感染、肺炎及其他呼吸道疾病、血氧不足、贫血、脱水及电解质平衡紊乱导致身体稳定能力受损。

⑦泌尿系统疾病或其他伴随尿频、尿急、尿失禁等症状的疾病，常使老年人如厕次数增加或发生排尿性晕厥等，从而增加跌倒的危险。

（3）药物因素。

①精神类药物：抗抑郁药、抗焦虑药、催眠药、抗惊厥药。

②心血管药物：抗高血压药、利尿药、血管扩张药。

③其他：降糖药、非甾体抗炎药、镇痛药、多巴胺类药物、抗帕金森病药物等。药物因素与老年人跌倒的关联强度见表6.1。

表 6.1　药物因素与老年人跌倒的关联强度

因素	关联强度
精神类药物	强
抗高血压药	弱
降糖药	弱
使用 4 种以上的药物	强

（4）心理因素。

抑郁、焦虑、情绪不佳及其导致的社会隔离均可增加跌倒的危险。消极的情绪可能会削弱老年人的注意力，干扰其心理状态，从而导致老年人对环境危险因素的感知和反应能力下降。另外，害怕跌倒也使行为能力降低、活动受限，影响步态和平衡能力而增加跌倒的危险。

2. 外在危险因素

外在危险因素通常包括环境因素和社会因素，与内在危险因素相比，外在危险因素更容易控制。

（1）环境因素。

① 室内环境因素：室内环境因素如昏暗的灯光、不平坦或湿滑的地面、障碍物、不合适的家具高度和摆放位置、楼梯台阶、宠物，以及卫生间没有扶手、把手等都可能增加跌倒的危险。

② 户外环境因素：户外环境因素如台阶和人行道缺乏修缮、雨雪天气导致的地面湿滑、气温过高、拥挤等都可能引起老年人跌倒。

③ 个人生活环境：常见的个人生活环境主要是指居住环境和生活细节，比如居住环境的改变、居住环境的安全设施；生活细节如宽大的衣服、过长的裤子、不合适的鞋子、不适宜的行走辅助工具等。

（2）社会因素。

老年人的教育和收入水平、卫生保健水平、享受社会服务和卫生服务的途径，以及老年人是否独居、与社会的交往和联系程度等都会影响其跌倒的发生。

（四）跌倒的临床表现

老年人跌倒后的临床表现通常为骨折、关节脱位、出血、扭伤、软组织损伤及疼痛等。常见的骨折方式有髋部、肱骨外髁颈及桡骨远端的骨折、脊柱压缩性骨折等。骨折断端因损伤周围血管而出血及发生血肿，严重时可出现休克、死亡等。

（五）跌倒的后果

老年人跌倒常常导致躯体伤害、功能减退、心理障碍、继发损害和经济影响等。

1. 躯体伤害

跌倒所致的颅脑损伤可直接导致死亡。严重的髋部骨折已成为老年人伤害死亡的首位死因。意外跌倒严重威胁老年人的身心健康、日常活动能力及独立生活能力，给社会及家庭带来负担。

2. 功能减退

老年人跌倒后因卧床或伤残肢体制动等发生肌肉萎缩、骨质疏松，甚至关节挛缩，严重影响老年人的活动能力，甚至导致过早死亡。

3. 心理障碍

跌倒给老年人带来极大的心理创伤。惧怕跌倒是老年人常见的心理问题，会造成老年人活动减少，肢体功能减退，增加跌倒风险。恐惧跌倒可形成跌倒→丧失信心→不敢活动→衰弱→再次跌倒的恶性循环，甚至卧床不起，失去行走能力，使老年人生活质量和生存质量下降。

4. 继发损害

老年人跌倒后由于长期卧床、肌肉萎缩、骨质疏松、肢体功能障碍等可出现多种继发损害，常见的有压疮、吸入性肺炎、尿路感染、血栓性静脉炎、栓塞和便秘，严重时可导致死亡。

5. 经济影响

随着老年人口比例的增加，跌倒将对医疗服务体系形成严重的医疗经费压力。据统计，每年65岁以上的老年人有1/3会跌倒1次或多次，并且比例随着年龄的增长而增加。目前，全世界每年约有30万人因跌倒而死亡，我国每年有约4 000万老年人会发生跌倒。有数据表明，我国每年由跌倒造成的经济损失达285亿元。跌倒之后的康复或者长期卧床对家庭造成的直接经济压力也是显而易见的。

（六）跌倒评估的目的

1. 预防跌倒

通过评估掌握老年人既往疾病状况及目前的症状、体征、功能损害程度、跌倒的危险因素，同时明确老年人的功能和预后相关的生活环境，预防跌倒。

2. 制订相关计划

依据评估结果，针对不同老年人制订相应的治疗、康复和照护计划。帮助医生、照护人员及老年人了解老年人跌倒的风险级别，制订治疗、康复、照护措施。

二、跌倒的评估工具及使用方法

评估工具需要由专业人员来使用，既可用于社区老年人跌倒的风险筛查，也可用于医疗机构中老年人跌倒风险的评估。

（一）Morse 跌倒评估量表

Morse 跌倒评估量表是一个专门预测跌倒可能性的量表，通过观察多种功能活动来评估老年人重心主动转移的能力，对老年人平衡进行全面检查，是一个标准化的评定方法。该量表应用广泛，具有较好的信度、效度和敏感度。

1. 评定内容

Morse 跌倒评估量表包括有无跌倒史、医学诊断数量、是否使用助行器具、静脉输液/置管/使用药物治疗、步态/移动和精神状态6项评定项目。

2. 评定方法及评定标准

Morse 跌倒评估量表将每一项评定项目分为不同的分值予以记分（表6.2），最高分为30分，最低分为0分，总分为125分。

表 6.2 Morse 跌倒评估量表

评估内容	评分	日期	日期	日期
近3个月有无跌倒史/视觉障碍	0= 无			
	25= 有			
超过1个医学诊断	0= 无			
	15= 有			
使用助行器具	0= 没有需要/完全卧床/照护人员扶持			
	15= 使用拐杖、手杖、学步车			
	30= 扶家具行走			

（续表）

评估内容	评分	日期	日期	日期
静脉输液 / 置管 / 使用药物治疗	0= 无			
	20= 有			
步态 / 移动	0= 正常、卧床、轮椅代步			
	10= 乏力 / ≥ 65 岁 / 直立性低血压			
	20= 失调及不平衡			
精神状态	0= 了解自己能力			
	15= 忘记自己限制 / 意识障碍 / 躁动不安 / 沟通障碍 / 睡眠障碍			
总分：125 分	得分：			

3. 评定结果分析

Morse 跌倒评估量表评分结果＜ 25 分为低危跌倒风险，25～45 分为中危跌倒风险，＞ 45 分为高危跌倒风险，高危跌倒风险的老年人每月评估 1 次。病情变化或使用易致跌倒的药物时需要重新评估，老年人转科后需要重新评估等。

（二）跌倒风险评估表

2011 年 9 月，我国卫生部颁布了《老年人跌倒干预技术指南》，并设计了老年人跌倒风险评估表。该评估表包括运动、睡眠状况、跌倒史、用药史、精神不稳定状态、自控能力、感觉障碍、相关病史 8 个方面，共 35 个项目（表 6.3）。总分≥ 10 分为高危，3～9 分为中危，1～2 分为低危。

表 6.3　老年人跌倒风险评估表

项目	权重	得分	项目	权重	得分
运动			睡眠状况		
步态异常 / 假肢	3		多醒	1	
行走需要辅助设施	3		失眠	1	
行走需要他人帮助	3		夜游症	1	
跌倒史			用药史		
有跌倒史	2		新药	1	
因跌倒住院	3		心血管药物	1	
精神不稳定状态			降压药	1	
谵妄	3		镇静、催眠药	1	
痴呆	3		戒断治疗	1	
兴奋 / 行为异常	2		糖尿病用药	1	
意识恍惚	3		抗癫痫药	1	
自控能力			麻醉药	1	

项目	权重	得分	项目	权重	得分
大便 / 小便失禁	1		其他	1	
频率增加	1		相关病史		
保留导尿	1		神经科疾病	1	
感觉障碍			骨质疏松症	1	
视觉受损	1		骨折史	1	
听觉受损	1		低血压	1	
感觉性失语	1		药物 / 乙醇戒断	1	
其他情况	1		缺氧症	1	
			年龄 80 岁及以上	3	

三、跌倒的评估结果及应用

目前，国际公认的伤害预防策略包括教育预防策略、环境改善策略、工程策略、强化执法策略和评估策略（即"5E"伤害预防综合策略）5 个方面。该策略在很多国家的应用实践中已得到证明，即评估策略在减少与控制伤害发生与死亡方面发挥了重要作用。

（一）跌倒风险分级及干预

根据评估结果，跌倒风险分为低危跌倒风险、中危跌倒风险和高危跌倒风险三级，老年跌倒风险分级及干预措施见表 6.4。根据不同的跌倒风险制订相应的干预措施。

表 6.4　老年跌倒风险分级及干预措施

跌倒风险级别	干预措施
低危跌倒风险	提供足够的灯光，清除病房、床旁及通道障碍物，调整常用药物
	保持地面清洁干燥，告知老年人卫生间防滑措施（淋浴时有人陪伴）
	降低病床的高度，增加床间距至 1.0～1.5 m，晨间护理时检查床脚刹车
	必要时配备紧急呼叫器，并指导正确使用方法
	指导老年人渐进坐起、渐进下床的方法
	将手杖等辅助设施放在触手可及的位置
	需要评估是否需要使用助行设施
	穿具有防滑功能的鞋具，不穿袜子，穿合适的衣裤
	养成良好的排便习惯
	使用镇静剂，睡前排尿，上好床栏，加强巡视
	教老年人如何安全跌倒
	对家属与照护人员进行预防跌倒的教育
中危跌倒风险	教育老年人及照护人员，任何活动都需要他人帮助
	老年人所有需要的物品必须放在触手可及的地方
	提高对老年人的监护级别
	加强巡视

（续表）

跌倒风险级别	干预措施
高危跌倒风险	夜间有辅助照明设施
	对老年人生活环境进行更高要求的改善
	必要时使用助行设施
	在老年人活动时提供必要的帮助
	家庭成员/照护者必须就老年人跌倒危险因素进行讨论
	不要让老年人坐在没有保护措施的椅子上面及单独停留在浴室
	必须随时有人照看老年人
	必要时给予行为限制/束缚

（二）跌倒后的处理措施

1. 紧急处理措施

老年人跌倒后不要急于扶起，要进行个体化的跌倒后现场处理。

（1）评估伤情：询问老年人跌倒时的情况及对跌倒过程的记忆，如老年人不能记起跌倒过程，提示可能为晕厥或脑血管意外等，须进行 CT、MRI 等检查确诊；询问老年人跌倒时或跌倒后有无剧烈头痛，观察老年人是否出现口角歪斜、言语不清、四肢无力，如有上述情况提示可能为脑卒中，处置过程中注意避免加重脑出血或脑缺血；检查有无骨折，如有无肢体疼痛、畸形、关节异常及大小便失禁等，以确认骨折情形，给予适当处置。对伴有外伤及出血者要立即止血包扎，密切观察生命体征，发现异常立即处理。

（2）正确搬运：如果老年人试图自行站起，救助者可协助其缓慢起立，采取坐位或者卧位休息，确认无碍后方可放手，并继续观察老年人的情况，如需搬运应保证平稳，保持平卧姿势。

（3）密切观察：对跌倒后意识不清的老年人，严密监测生命体征的变化；对呕吐者应将其头偏向一侧，并及时清理口腔、鼻腔中的呕吐物，保持呼吸道通畅；对抽搐者应将其移至平整的地面并在其身体下垫软物，防止碰伤、擦伤，必要时使用牙间垫，防止舌咬伤；如发生呼吸、心跳停止，应立即采取胸外心脏按压、口对口人工呼吸等急救措施。

（4）查找原因：查找导致老年人跌倒的危险因素，制订防治措施及照护方案。

2. 一般照护

（1）观察病情：立即观察老年人意识、脉搏、呼吸、血压的变化，警惕内出血及休克征象。严密观察生命体征、意识、瞳孔大小、对光反射及跌倒后的排便情况，警惕出现颅脑损伤等。

（2）跌倒后照护：大多数老年人跌倒后伴有不同程度的躯体损伤，可能会导致长期卧床，对于这类老年人需要提供长期照护。根据老年人的日常生活活动能力，提供相应的基础照护，满足老年人的日常生活需求；指导并协助老年人进行相应的功能锻炼、康复训练；预防压疮、肺部感染、尿路感染等并发症的发生；促进老年人身心功能恢复，回归健康生活。

3.心理照护

对老年人进行跌倒的心理照护，重点在于预防再次发生跌倒。老年人跌倒后大多会产生恐惧心理，害怕再次跌倒，应帮助老年人分析跌倒的原因，减轻或消除老年人的恐惧心理，使其积极配合康复治疗，避免发生失用性综合征。

4.健康指导

（1）增强防跌倒意识：加强防跌倒的知识和技能宣教，帮助老年人及其家属正确认识自身情况，增强预防跌倒的意识。

（2）规律的适宜运动：坚持参加适宜的、规律的体育锻炼，如打太极拳、散步、慢跑等运动，增强肌肉力量、柔韧性、协调性、平衡能力及灵活性，从而减少跌倒的发生。

（3）遵医嘱用药：指导老年人按医嘱正确服药，不要随意加减药量，不能自行同时服用多种药物。了解药物的副作用，注意用药后的反应。使用易导致跌倒的药物后动作宜缓慢，预防发生跌倒。

（4）选择合适辅具：指导老年人选择适宜的助行器（手杖、步行器）等，有视觉、听觉障碍的老年人应佩戴眼镜、助听器等其他补偿设施。

（5）创设安全环境：保持室内灯光明亮，通风良好，地面干燥、平坦、整洁；对老年人经常使用的物品应固定放置，放在其触手可及的位置，防止其登高取物；家具高度适宜；对道路、厕所、路灯等予以明确标志，并告知老年人；走廊、洗手间装扶手；衣着舒适、合身、长短适宜，避免过紧或过松，避免行走时绊倒；鞋子尺码要合适，鞋底防滑，不穿拖鞋；在床头设置跌倒警示牌；佩戴醒目的标识，提醒家属、医护人员及照护人员共同保证老年人的安全。

（6）调整生活方式：在日常生活中指导老年人避免走过陡的楼梯或台阶，上下楼梯、如厕时尽可能使用扶手；转身、转头时动作一定要缓慢；走路尽量慢走，保持步态平稳，避免携带过重物品；避免去人多湿滑的地方；避免过急过快的体位改变；睡前饮水不要过多，避免多次起床如厕，夜间床旁放置小便器具，避免独自如厕；避免在他人看不到的地方独自活动。

（7）防止骨质疏松：指导老年人加强营养，保持饮食均衡。适当补充维生素 D 和钙剂；适当加强体育锻炼，增加骨骼硬度，预防发生跌倒。

（三）跌倒后照护效果的评价

老年人跌倒后照护效果评价主要包括：老年人跌倒后得到正确有效的处理和照护；老年人日常生活需求得到满足；老年人和 / 或照护人员理解跌倒的危险因素，能主动进行自我防护或他护；老年人对跌倒的恐惧心理降低或消除。

 知识链接

跌倒后的自救方法

第一步　顺势倒下，不要挣扎，迅速弯曲，降低重心。

第二步　尽可能寻求帮助使自己变为俯卧位。

第三步　充分休息，尽量移动到有椅子的地方。

第四步　以椅子为支撑，试着慢慢站起来。

第五步　休息片刻，部分体力恢复后，打电话寻求帮助。

任务二　疼痛的评估

 【案例导入】

　　王奶奶，68 岁，小学文化，丧偶。肺癌 5 年，发现骨转移 2 月余，可以简单回答问题。现咳嗽剧烈，伴有黄色黏痰，经常有痛苦表情、拍打腰部、大声呼喊，夜间因疼痛无法安静入睡。其在家主要靠女儿照顾生活起居。

　　请问：如何评估王奶奶的疼痛？

一、疼痛概述

　　疼痛是老年人的主观感受，是临床上最常见的症状之一，是一组复杂的病理、生理改变。疼痛可以是局部的，也可以是全身性疾病的反映。

（一）疼痛的定义

　　1979 年，国际疼痛学会将疼痛描述为"疼痛是一种令人不快的感觉和情绪上的感受，伴随着现有的或潜在的组织损伤"。1980 年，国际疼痛研究会对疼痛的描述是"疼痛是一种与组织损伤或潜在损伤相关的不愉快的主观感觉和情感体验，是机体对有害刺激的一种保护性防御反应"。

（二）疼痛的流行病学

　　据统计，目前世界上疼痛的发病率为 35%～45%，老年人疼痛的发病率为 75%～90%。中国六大城市的慢性疼痛调查中发现，老年人慢性疼痛的发病率为 65%～80%，就诊率约为 85%。因此，疼痛不仅是一个世界范畴的问题，也是目前我国老年人主要的健康问题之一。

（三）疼痛的危险因素

　　引起疼痛的危险因素有物理因素、化学因素、机械损伤、生物活性物质刺激等，同时还与年龄、性别、心理、疲劳等因素有关。

（四）疼痛的表现

　　疼痛是老年人中最为常见的症状之一。疼痛的临床表现可以是局部的，也可以是全身性疾病的反映，是一种身心不舒适的感觉。老年人对疼痛的反应不同：生理表现为面色苍白、出汗、肌肉紧张、血压升高，呼吸、心跳加快，恶心呕吐、休克等；行为表现为烦躁不安、皱眉、咬唇、握拳、身体蜷曲、呻吟、哭闹、击打等；情绪表现为紧张、恐惧、焦虑等。老年人相比成年人来说疼痛反应不敏感，不能诉说疼痛主观感觉和引起疼痛的原因，容易贻误病情，如不典型的心绞痛等。

（五）疼痛的后果

　　疼痛具有保护性和防御性的功能。长期疼痛会影响老年人的活动能力和情绪，导致自理能力下降和社会交往减少，易产生孤独感和抑郁情绪，甚至有自杀的风险；疼痛还可造成食欲减退和营养缺乏，机体抵抗能力下降而引起各种并发症；疼痛也会造成老年人认知和感觉功能减退，生活自理能力受损，出现活动障碍；有些老年人认为疼痛是可以忍受的痛苦，不愿主动告诉别人。认知功能受损的老年人主诉疼痛往往不被重视，未得到及时治疗。长期疼痛使老年人生活质量下降，照护难度增加，医疗费用增加，给家庭和社会带来很大负担。

（六）疼痛评估的目的

疼痛评估是疼痛治疗的第一步，准确及时的疼痛评估可以给照护者提供必要的指导和帮助，是疼痛治疗必不可少的一步。通过对疼痛评估，能够定位疼痛的程度和性质，采取恰当的干预措施，制定康复目标；还可以了解治疗后疼痛缓解程度和变化特点。疼痛评估贯穿治疗、照护全过程，也为及时调整治疗方案和康复目标提供依据。

二、疼痛的评估工具及使用方法

（一）疼痛评估的内容

老年疼痛评估包括以下内容：了解老年人的基本信息，如性别、年龄、职业、精神状况及心理社会因素、诊断及治疗过程、既往止痛效果；了解疼痛的诱发因素、部位、性质、时间、程度及伴随症状；了解疼痛的表达方式、与疼痛相关的因素及疼痛对老年人的影响等。

（二）疼痛程度评估量表

疼痛是一种主观感觉，可通过表情、情绪和语言表达出来。目前公认测量疼痛的"金标准"是个体对所经历的痛苦的自我报告。常用的评估工具有视觉模拟疼痛量表（VAS）、数字疼痛评定量表（NRS）、文字描述法、词语描述量表（VDS）、主诉疼痛的程度分级法（VRS）和脸谱法（Faces）等。

1. 视觉模拟疼痛量表

视觉模拟疼痛量表在我国临床疼痛的评估使用较为广泛。基本方法是在纸上画一条10 cm的横线，横线的一端为0，表示无痛；另一端为10，表示剧痛；中间部分表示不同程度的疼痛。让老年人在横线上选择最能反映自己疼痛程度的位置画交叉线，由评估者根据老年人画交叉线的位置测算其疼痛程度。此方法简单易行，比较客观且敏感。

判定方法如下：

0代表0分，无痛，无任何疼痛感觉。

1～3 cm代表1～3分，轻度疼痛，不影响工作、生活。

4～6 cm代表4～6分，中度疼痛，影响工作，不影响生活。

7～10 cm代表7～10分，重度疼痛，疼痛剧烈，影响工作及生活。

2. 数字疼痛评定量表

将疼痛程度用0～10的数字依次表示，0表示无疼痛，10表示最剧烈的疼痛。让老年人自己选择最能代表自身疼痛程度的数字，或询问老年人"疼痛有多严重"，由评估者根据老年人对疼痛的描述选择相应的数字，按照疼痛对应的数字将疼痛分为轻度疼痛（1～3）、中度疼痛（4～6）、重度疼痛（7～10）。

3.词语描述量表

用"无痛、轻度痛、中度痛、重度痛、极度痛"等一系列词语来表示不同强度的疼痛，让老年人选出最能代表其疼痛强度的词语。该方法易于理解，可以随时口头表达，沟通方便，但不适合语言表达有障碍的老年人。

4.主诉疼痛的程度分级法

这种方法老年人容易理解，可以根据自身感受说出疼痛程度。具体方法是将疼痛划分为4级：

0级无疼痛。

Ⅰ级（轻度）有疼痛但可忍受，生活正常，睡眠无干扰。

Ⅱ级（中度）疼痛明显，不能忍受，要求服用镇痛药物，睡眠受干扰。

Ⅲ级（重度）疼痛剧烈，不能忍受，需用镇痛药物，睡眠受严重干扰可伴自主神经紊乱或被动体位。

5.脸谱法

脸谱法使用Wong-Baker面部表情量表进行评估（图6.1）。评估时要向老年人解释每一张面部表情代表的疼痛程度，要求老年人选择能够代表自己疼痛程度的表情。该量表简单直观，该评分量表适用不同国籍的老年人或其他有交流障碍的老年人。

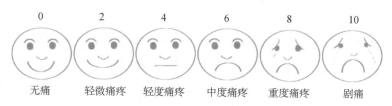

图6.1　Wong-Baker 面部表情量表

6.认知功能受损老年人的疼痛评估

由于老年人认知功能受损，不能主观描述疼痛，评估者可以采用以下方式了解认知功能受损老年人的疼痛状况。

（1）面部表情：如皱眉、前额起皱纹、面部扭曲、快速眨眼等。

（2）词语表达或发声：如呻吟、大声呼喊、呼吸粗快等。

（3）身体表达：如紧张、活动受限、坐立不安、辗转反侧等。

（4）行为异常：如攻击行为、拒绝进食、骂人、嗜睡、常规活动突然停止等。

（5）精神状态：如突然流泪、意识模糊加重、痛苦表情等。

三、疼痛的评估结果及应用

医疗机构认证联合委员会规定自2001年1月1日起，疼痛被确认为继体温、脉搏、呼吸、血压之后的"人类第五生命体征"，因此评估者要严格记录。

（一）疼痛管理

1.评估管理

在疼痛筛查和评估中，若发现首次主诉疼痛或疼痛评分≥3分的老年人，评估者应及时报告医生，由医生决定处理措施。

2. 制订方案

疼痛治疗方案包括治疗目标、治疗药物的名称和剂量、给药时间、可能发生的不良反应及处理、持续的疼痛评估指标、评估时间（频率）等内容。制订疼痛治疗方案依据的原则包括有效消除疼痛，最大限度减少药物不良反应，把疼痛及治疗带来的心理负担降到最低，全面提高老年人的生活质量。

3. 治疗管理

进行疼痛治疗的老年人，应根据疼痛治疗方案按时进行持续的疼痛评估和记录，每天至少评估 1 次，并根据疼痛评估结果及时调整疼痛治疗方案。

4. 健康教育

应对老年人及其家属进行疼痛管理知识的健康教育，并把教育过程中涉及的宣教内容记录在病历中。

5. 居家管理

评估者应为慢性疼痛老年人制订居家疼痛管理方案，并做好记录。

（二）疼痛的评估频率与评估分值

评估频率以上一次的疼痛评分为依据。0 分，暂不评；1～3 分（轻度），每日评估 1 次；4～6 分（中度），每日评估 2 次；7～10 分（重度），每日评估 3 次；暴发性疼痛，立即评估；使用镇痛泵，每日至少评估 1 次。

（三）观察药物作用

给药途径不同，药物发挥药效的作用不同，观察的时间也要随之调整。静脉注射止痛药 15 min 后评估 1 次；皮下、肌内注射 30 min 后评估 1 次；口服止痛药 60 min 后评估 1 次；特殊使用止痛药按照说明书评估。

任务三　吞咽困难的评估

【案例导入】

> 张爷爷，70岁，体重75 kg，身高166 cm。10年前其被诊断为原发性高血压，1年前脑卒中后左侧肢体偏瘫，饮水频繁呛咳。
>
> 请问：1.张爷爷存在的进食问题是什么？
> 　　　2.影响张爷爷进食的主要原因有哪些？

一、吞咽困难概述

（一）吞咽困难的定义

吞咽困难是指在吞咽之初即出现咽下困难或者食物从口腔到胃的推进过程中受阻而出现梗阻感。

（二）吞咽困难的原因

老年人吞咽困难的原因包括疾病所致的病理性改变和年龄增长导致的生理性改变。

1.病理性改变

根据吞咽困难的机制可分为机械性吞咽困难和运动性吞咽困难。

（1）机械性吞咽困难。

① 食管狭窄：老年人患有口腔炎、食管炎、反流性食管病、腐蚀性食管炎、口腔损伤、扁桃体炎、良性肿瘤（平滑肌瘤、脂肪瘤、血管瘤、息肉等）、缺血、术后或放射治疗后等都可导致食管的良性狭窄；还有乳腺癌、肉瘤、淋巴瘤、转移性肿瘤等疾病导致的食管恶性狭窄。

② 外来压迫：颈骨关节病、咽后壁脓肿与包块、甲状腺极度肿大、内压性憩室与食管旁膈裂孔疝、纵隔占位病变等可从四周压迫食管导致机械性吞咽困难。

（2）运动性吞咽困难。

① 吞咽始动困难：老年人若患有口腔疾病、唾液缺乏、舌肌瘫痪等可导致吞咽始动困难。

② 咽与食管横纹肌障碍：肌无力、运动神经元病变、神经肌肉接头病变、破伤风、吞咽性神经抑制失常可引起运动性吞咽困难。

③ 食管平滑肌运动障碍：进行性系统性硬化症、强直性肌营养不良、代谢性神经肌肉病（如糖尿病、慢性酒精中毒）可导致运动性吞咽困难。

2.增龄所致的吞咽困难

随着年龄的增长，吞咽困难发生的风险提高。年龄的增加会影响人体头颈部的灵活性、生理功能和精神功能的变化，这些变化会导致老年人出现吞咽困难的症状。同时随着年龄的增长，疾病的发生率也会增加，吞咽困难是许多与年龄相关的疾病的并发症。

（三）吞咽困难的表现

1. 吞咽中表现

（1）饮水时常有呛咳，严重时少量饮水即有反应，吞咽时或吞咽后出现呛咳或者咳嗽。

（2）进食时胸口常常有食物堵塞感，感觉喉咙中有块状物，或食物黏着于食管内，有异物感。

（3）常有流涎、鼻反流等。

2. 吞咽后表现

（1）进食后常有声音嘶哑、混浊、发声低沉等表现。

（2）可在进食后突发咳嗽、呼吸困难、气喘，严重时出现颜面发绀等表现。

（3）进食后常有食物残留在舌面上或口腔缝隙中。

3. 其他表现

有些吞咽困难的老年人可表现为食欲减退、营养不良、体重下降、抵抗力下降、原因不明的发热或吸入性肺炎且反复发生等。

（四）吞咽困难的后果

吞咽困难若不及时干预处理，可导致进食困难、进食减少，严重时可引起气道阻塞、窒息，还可导致吸入性肺炎、脱水、营养不良及心理和认知障碍等并发症，直接影响老年人的独立生活自理能力和疾病的康复，使老年人生活质量下降、死亡率增高。住院老年人吞咽困难还会增加医疗成本，加重家庭和社会的经济负担。

（五）吞咽困难评估的目的

吞咽困难评估有助于初步判断老年人是否存在吞咽困难、吞咽困难发生的部位，确定导致其产生误吸的相关因素，以防止误吸；还有助于明确老年人是否需要通过改变营养摄取方式来改善营养；也能进一步为老年人检查及阶段性治疗前后的评价提供依据；同时吞咽功能评估也是临床研究的需要。

二、吞咽功能的评估工具及使用方法

老年人吞咽功能的评估包括一般医学评估、相关试验及检查和吞咽功能的量表评估。

（一）一般医学评估

一般医学评估的内容主要包括老年人既往疾病史、目前健康状况、吞咽困难的部位及病程进展、伴随症状、老年人的营养状况、口腔状况及其他伴随疾病。

（二）相关试验及检查

1. 反复唾液吞咽试验

老年人取坐位或半坐卧位。评估者把手指放在老年人下颏下方，示指对应下颌骨下方，中指对应舌骨，环指对应甲状软骨/喉结，小指对应环状软骨，嘱老年人尽量快速反复吞咽，观察30 s内老年人反复吞咽的次数和喉上抬的幅度。随着吞咽运动，喉结和舌骨越过手指，向前上方移动，然后再复位。评估者通过手指来确认这种上下运动，下降时即为吞咽的完成。老年人口干时可在舌面蘸少量水。吞咽次数以30 s内大于3次为正常；喉上抬幅度以中指能触及喉结上下移动2 cm为正常，小于2 cm为异常。

2. 饮水试验

老年人取坐位，将听诊器放置于老年人剑突与左肋弓之间，嘱其饮一口水，正常人在 8～10 s 后可听到喷射性杂音；存在食管梗阻或运动障碍时，则听不到声音或延迟出现，梗阻严重者甚至可将水呕出。此方法简单易行，可作为初步判断食管有无梗阻的方法。

3. 食管滴酸试验

老年人取坐位，鼻胃管固定于距外鼻孔 30 cm 处，先滴注生理盐水，每分钟 10～12 mL，15 min 后再以同样速度滴注 0.1 mol/L 盐酸，食管炎或食管溃疡者一般在 15 min 内出现胸骨后烧灼样疼痛或不适，再换用生理盐水滴注，疼痛逐渐缓解。该试验对诊断食管炎或食管溃疡有重要价值。

4. 食管测压

可判断食管运动功能状态，一般采用导管侧孔低压灌水测压法。正常食管下括约肌（LES）基础压力为 12～20 mmHg（1 mmHg=0.133 kPa），食管下括约肌压力 / 胃内压＞1.0；若压力≤ 10 mmHg 和 / 或食管下括约肌压力 / 胃内压＜ 0.8，提示存在胃食管反流。食管贲门失弛缓症老年人测压仅见非蠕动性小收缩波，吞咽动作后无明显蠕动收缩波；食管痉挛老年人可测出强的食管收缩波，食管下括约肌弛缓功能良好。

5. 实验室检查评估

主要包括血常规检查、X 线检查、肌电图及食管 24 h pH 监测。

（三）吞咽功能的量表评估

1. 医疗床旁吞咽评估量表

本表项目较多，对吞咽评定很全面，包括了一些能预测误吸的症状、体征，对预测脑卒中后误吸的可靠性较高，适用于脑卒中后需要评估吞咽功能者，可判断其是否存在不安全吞咽，但不能对吞咽障碍程度进行分级（表 6.5）。

表 6.5　医疗床旁吞咽评估量表

项目	评分标准	得分
意识水平	1. 清醒	
	2. 嗜睡但能唤醒	
	3. 有反应但无睁眼和言语	
	4. 对疼痛有反应	
头和躯干的控制	1. 正常坐稳	
	2. 不能坐稳	
	3. 只能控制头部	
	4. 头部也不能控制	
呼吸模式	1. 正常	
	2. 异常	
唇的闭合	1. 正常	
	2. 异常	

（续表）

项目	评分标准	得分
软腭的运动	1. 对称	
	2. 不对称	
	3. 减弱或缺损	
喉功能	1. 正常	
	2. 减弱	
	3. 缺乏	
咽反射	1. 存在	
	2. 缺乏	
自主咳嗽	1. 存在	
	2. 减弱	
	3. 缺乏	
第1阶段：给予1汤匙水（5 mL）3次		
水流出	1. 无或1次	
	2. 大于1次	
有无效喉运动	1. 有	
	2. 无	
重复吞咽	1. 无或1次	
	2. 1次以上	
吞咽时咳嗽	1. 无或1次	
	2. 1次以上	
吞咽时喘鸣	1. 有	
	2. 无	
吞咽后喉的功能	1. 正常	
	2. 减弱或声音嘶哑	
	3. 发音不能	
第2阶段：如果第1阶段正常（重复3次，2次以上正常），给予吞咽60 mL烧杯中的水		
能否完成	1. 能	
	2. 不能	
饮水需要的时间 / s		
吞咽时或完毕后咳嗽	1. 无	
	2. 有	
吞咽时或完毕后喘鸣	1. 无	
	2. 有	

（续表）

项目	评分标准	得分
吞咽后喉的功能	1. 正常	
	2. 减弱或声音嘶哑	
	3. 发音不能	
误吸是否存在	1. 无	
	2. 可能	
	3. 有	

床旁吞咽评估量表结果判定如下。

（1）安全吞咽：老年人顺利完成第1、2阶段测试并未见异常。

（2）不安全吞咽：

① 第1阶段：老年人不能正常吞咽5 mL的水，尝试3次中多于1次出现咳嗽或气哽，或出现吞咽后声音嘶哑（喉功能减弱）。

② 第2阶段：老年人吞咽60 mL水出现咳嗽或气哽，或出现吞咽后声音嘶哑。

2. 吞咽困难分级量表

吞咽困难分级量表是吞咽困难评价标准（表6.6），该量表能预测吞咽困难的老年人是否发生误吸、住院期间是否发生肺炎及出院时的营养状态，还可根据量表选择康复训练方法。分数越高表示吞咽困难的程度越低，10分表示正常吞咽。

表6.6 吞咽困难分级量表

评价内容	分数
不适合任何吞咽训练，不能经口进食	1
仅适合基本吞咽训练，但不能经口进食	2
可进行摄食训练，但仍不能经口进食	3
在安慰中可少量进食，但需要静脉营养	4
1～2种食物经口进食，需要部分静脉营养	5
3种食物经口进食，需要部分静脉营养	6
3种食物可经口进食，不需要静脉营养	7
除特别难咽的食物外，均可经口进食	8
可经口进食，但需临床观察指导	9
正常摄食吞咽功能	10

注：对治疗效果的判定，9分代表基本痊愈；6～8分，明显好转；3～5分，好转；1～2分，无效。

3. 洼田饮水试验

该试验要求老年人意识清楚并能按照指令完成动作，操作简单，分级明确清楚（表6.7）。取温水30 mL，嘱老年人喝下，测定从开始喝水至吞咽完成的时间（以喉头运动为标准），观察所需时间和呛咳情况，测试2次，取最短时间。

表 6.7 洼田饮水试验

分级	评定标准
1 级（优）	能顺利地 1 次将水咽下
2 级（良）	分 2 次或 2 次以上，无呛咳地咽下
3 级（中）	能 1 次咽下，但有呛咳
4 级（可）	分 2 次或 2 次以上咽下，但有呛咳
5 级（差）	频繁呛咳，不能全部咽下

注：① 正常为 1 级，5 s 之内；异常为 3、4、5 级；可疑为 1 级，5 s 及以上或 2 级。
② 治愈：吞咽障碍消失，饮水试验评定 1 级；有效：吞咽障碍明显改善，饮水试验评定 2 级；无效：吞咽障碍改善不明显，饮水试验评定 3 级或以上。

4. 其他评估方法

吞咽困难的评估还有洼田吞咽能力评定法、吞咽障碍程度分级、洼田吞咽困难评价方法、吞咽功能七级分级标准、脑卒中患者神经功能缺损程度评分标准中的吞咽困难亚量表等多种评价方法。

三、吞咽困难的评估结果及应用

（一）吞咽困难的评估结果

（1）根据老年人端坐时喝下 30 mL 温开水的呛咳情况，将吞咽功能分级为 1～5 级，根据分级为其制订照护计划，防止并发症，提高其吞咽功能，改善其生活质量。

（2）根据吞咽功能的分级和从口腔含水开始到全部咽下 30 mL 温开水结束（以喉头运动为标准）所需的时间，将吞咽功能分为正常、可疑、异常。

（3）通过洼田饮水试验还可评价老年人吞咽功能治疗的效果，即治愈、有效、无效。

（二）洼田饮水试验评估结果的应用

1. 促进康复训练

依据评估的结果，寻找病因，制订康复训练计划及康复目标，并依据定期评估结果来评定康复疗效。

常见的吞咽障碍康复训练有吞咽器官的运动训练、咽部冷刺激疗法、空吞咽、次数吞咽和摄食训练等。根据洼田饮水试验评估结果，吞咽功能 1～3 级的老年人不用训练可以正常饮食，只须指导其进食的食物形态（如软食、流质饮食、半流质饮食等）、进食的量、进食姿势、进食方法，必要时进行饮食监护。吞咽功能 4～5 级的老年人需要进行皱眉、闭眼、鼓腮、微笑、伸舌等强化口腔、颜面肌及颈部屈肌肌力的训练，并进行摄食训练，从胶冻样食物向糊状食物过渡，进食时以躯干后倾和轻度颈曲位为宜，不易引起误咽。

2. 加强照护指导

（1）心理照护：吞咽困难的老年人，易产生恐惧、自卑、紧张心理，进食常常痛苦，因而可能出现摄食减少或拒食，导致营养不良而加重病情。照护人员要给予他们安慰和关心，生活上给予帮助，耐心地向老年人讲明疾病发生、发展规律和康复过程，消除恐惧心理；指导正确的进食方法及体位，让老年人积极进食、配合治疗，以改善其吞咽困难的症状。

（2）口腔照护：吞咽困难的老年人，进食时口腔容易存留食物残渣，应及时协助其在饭后漱口、清洁口腔。不能经口进食或流涎的老年人，要为其定时进行口腔护理，保持其口腔清洁、湿润，去除口臭、牙垢，增进食欲，保证老年人舒适，预防口腔感染等并发症。

（3）饮食照护：对咀嚼或吞咽困难的老年人需要调整头部的位置帮助食物从口腔进入咽部，并防止食物过早地从口腔进入咽喉。当经口摄食发生吞咽障碍时，可先尝试30°仰卧位、颈部前倾的姿势，利用重力摄入和吞咽食物。老年人有偏瘫时，最好采取"健侧在下，患侧在上"的半仰卧位，颈部朝向患侧，在重力作用下食物落至健侧，利于吞咽。

吞咽困难的老年人应少食多餐，避免过冷、过热、粗糙和有刺激性的食物，限制盐的摄入，食物宜清淡、少油腻。老年人适当进食水果，预防便秘。吞咽功能1～2级的老年人能经口进食，可给予普通饮食；吞咽功能3～4级的老年人能经口进食部分食物，可给予流质饮食，必要时可给予静脉辅助营养；吞咽功能5级的老年人完全不能经口进食，需鼻饲和静脉辅助营养。

任务四 营养不良的评估

 【案例导入】

王奶奶，72岁，身高160 cm，体重42 kg，长期独居，生活基本自理。患高血压20余年，糖尿病15年，7年前行左侧肺叶切除术。近3个月食欲缺乏，体重下降，皮肤轻微黄染。影像学检查显示肝占位。

请问：王奶奶是否存在营养不良？应如何进行评估？

一、营养不良概述

据《中国老年人营养与健康报告》报道，我国将近50%的老年人营养状况不佳，这也是我国老年人健康形势严峻的重要原因之一。很多老年人慢病频发、多病共存，再加上营养问题，导致老年人生存质量堪忧。

（一）营养不良的概念

营养不良是营养物质摄入不足、过量或比例异常，与机体的营养需求不协调，从而对机体细胞、形态、组织与功能造成不良影响的一种综合征。

（二）营养不良的影响因素

1. 老年人的生理退行性改变

随着年龄的增长，老年人胃肠蠕动能力减弱、胃酸分泌减少、胃肠道菌群失调等均可影响营养物质的吸收和利用。因此，老年人为营养不良的高危人群之一。另外，老年人通常会出现腿脚不利、行动迟缓、视力模糊、牙齿松动、咀嚼功能减弱等，这些情况最终使得食物的选择和摄入受到影响，从而造成老年人营养不良。

2. 老年人对营养需求的改变

正常衰老过程中，老年人食欲减退及食物摄入方面出现生理性减少，能量消耗量也相应降低，对碳水化合物的耐受能力下降，同时蛋白质摄入减少，尤其是优质蛋白质的摄入受限，相对造成脂肪的摄入比例增加，这些变化长期存在会导致营养素摄入比例不合理及蛋白质-能量营养不良。

3. 疾病及药物的影响

老年人通常伴有多种慢性疾病，同时服用多种药物，药物和营养素有一定的相互作用，药物的治疗作用或副作用会影响老年人的食欲及营养素的吸收。机体的营养不良也会影响药物的吸收、转送、代谢等，从而影响药物的疗效并增加副作用。

4. 社会心理的改变

有些老年人由于收入降低、丧偶、独居等导致社交圈狭窄，生活起居无人照顾，出现认知功能减退；有些老年人有偏食习惯，饮食种类长期单一，膳食结构不合理或者存在错误的饮食观念，如大量食用精米、精面，采取高脂肪、高热量饮食等，或者过于节俭，习惯吃剩菜、隔夜菜等。这些不良饮食习惯都会影响老年人的营养状况。

（三）营养不良的表现

营养不良表现为体重下降、脂肪及肌肉萎缩、皮肤弹性下降、毛发疏松、凹陷性水肿、肝脏及腮腺肿大、精神萎靡、表情淡漠、全身乏力等，有时缺乏某些营养素也会造成身体特定部位的表现。体重下降和逐渐消瘦是营养不良主要的临床表现之一，也是一项易察觉、易监测的指标。

（四）营养不良的后果

研究发现，老年人营养不良的严重程度与机体结构和精神生理功能损害相对应。营养不良除了对机体本身产生直接的影响外，还会导致老年人住院时间延长、术后并发症增加、功能依赖、感染风险甚至死亡率提高，同时会增加其他老年综合征（如认知障碍、压疮、跌倒等）的发生风险，长期也会造成家庭和社会医疗费用的增加。

（五）营养不良的评估目的

根据老年人群营养状态进行定时监测，及早进行营养筛查与评估，及时发现营养不良的风险，或者及早评估营养不良的危险程度，并进行科学营养及医疗干预，可以提高老年人的生活质量，降低老年人营养不良的发生率，从而可以减轻家庭负担，减少社会医疗资源的浪费。

二、营养不良的评估内容及方法

营养筛查与评估是营养诊疗和营养干预的首要前提，营养评估的关键是正确地使用各种营养评估方法及各类营养评估量表。通常营养不良评估可以进行以下检查。

（一）临床检查

临床检查通过病史采集、体格检查、疾病状况评价、身体功能评价、实验室检查、人体成分分析等进行多方面评估。

（二）评估指标

营养状态的评估指标包括主观指标和客观指标，实际的评估工作中需要将两者相结合使用才可以做出全面的评价。

1. 主观指标

（1）膳食及营养摄入信息的采集：完整的营养摄入信息，包括日常摄食习惯、饮食喜好、宗教文化背景、营养补充剂摄入量、饮食过敏史、购买及制作食物的能力等。可通过24 h回顾法、食物频率调查问卷、营养计算法等采集膳食及营养摄入信息评估。

（2）各种症状的询问：了解老年人的既往病史及与营养相关的临床表现，如食欲减退、胃肠道症状、咀嚼能力减退等可能影响营养摄入的表现。

2. 客观指标

客观指标包括人体测量指标功能检查、生化及实验室检查。人体测量指标包括体重、体重指数、皮褶厚度及腰围、臀围和腰臀比等。

（1）体重：3个月内体重减轻是评价营养状态的重要指标之一。体重减轻5%左右，表明轻度体重减轻，大于 10% 为重度体重减轻。称量体重后可通过计算以下参数来评定营养状况（表 6.8）。

  体重变化 =（通常体重−实际体重）/ 通常体重 × 100%

  理想体重百分比 = 实际体重 / 理想体重 × 100%

  通常体重百分比 = 实际体重 / 通常体重 × 100%

表 6.8　体重营养状态分级

参数	正常	轻度营养不良	中度营养不良	重度营养不良
理想体重百分比	＞ 90%	80%～90%	60%～< 80%	＜ 60%
通常体重百分比	＞ 95%	85%～95%	75%～< 85%	＜ 75%

（2）体重指数（BMI）：体重指数等于体重（单位：kg）除以身高的平方（单位：m^2），是反映蛋白质−能量营养不良及肥胖症的可靠指标。体重指数等级见表 6.9。

表 6.9　体重指数等级

中国标准		世界卫生组织标准	
等级	BMI	等级	BMI
体重过低	＜ 18.4	正常值	18.5～24.9
正常值	18.5～23.9	肥胖Ⅰ级（超重）	25.0～29.9
超重	24.0～27.9	肥胖Ⅱ级	30.0～40.0
肥胖	≥ 28.0	肥胖Ⅲ级	＞ 40.0

（3）皮褶厚度：皮褶厚度是皮下脂肪的厚度。世界卫生组织推荐用肩胛角、肱三头肌和脐旁 3 个测量点。肱三头肌皮褶厚度的正常参考值为男性 8.3 mm，女性 15.5 mm（表 6.10）。

表 6.10　皮褶厚度等级

皮褶厚度等级	实测值 / 正常值
正常	＞ 90%
轻度亏损	80%～90%
中度亏损	60%～< 80%
重度亏损	＜ 60%

（4）腰围、臀围和腰臀比：腰围测量位置在水平位髂前上棘和第 12 肋下缘连线的中点，或将皮尺经脐上 0.5～1 cm 处水平绕 1 周，肥胖者选腰部最粗处水平绕 1 周测量。男性腰围≥ 90 cm 为肥胖，女性腰围≥ 80 cm 为肥胖。臀围测量是将皮尺水平放在耻骨联合和臀大肌最凸出处，连续测量 3 次，取平均值。腰臀比 = 腰围 / 臀围，男性＞ 0.9，女性＞ 0.8，可诊断为中心性肥胖。

3. 营养风险筛查评估表

针对个体营养状况进行风险筛查，已经发展了一些营养筛查评估表，以下介绍一些可用于老年人营养筛查的评估表。

（1）微型营养评定法（MNA）：微型营养评定法是目前最适合老年人营养评估的工具。由韦拉斯（Vellas）等人于20世纪90年代初提出，评定内容包括人体测量、一般评估、饮食评价、自身评价4部分，共18个项目（表6.11）。总分为0～30分，总分≥24分表示营养状况良好，17～23分为存在营养不良的危险，总分＜17分提示营养不良。

表6.11 微型营养评定表

人体测量		得分
1.BMI（kg/m²）	BMI＜19，0分	
	19≤BMI＜21，1分	
	21≤BMI＜23，2分	
	BMI≥23，3分	
2. 上臂肌围/cm	上臂肌围＜21，0分	
	21≤上臂肌围＜22，0.5分	
	上臂肌围≥22，1分	
3. 小腿围/cm	小腿围＜31，0分	
	小腿围≥31，1分	
4. 近3个月体重丢失	体重丢失＞3kg，0分	
	体重丢失不知道，1分	
	1kg＜体重丢失≤3kg，2分	
	体重无丢失，3分	
一般评估		得分
5. 生活自理	否，0分	
	是，1分	
6. 每日服用3种以上处方药	是，0分	
	否，1分	
7. 近3个月有心理应激或急性疾病	是，0分	
	否，1分	
8. 活动能力	需卧床或长期坐着，0分	
	能离床或离椅子，但不能外出，1分	
	能外出活动，2分	
9. 精神/心理问题	严重痴呆或抑郁，0分	
	轻度痴呆，1分	
	无心理问题，2分	
10. 压疮或皮肤溃疡	是，0分	
	否，1分	

（续表）

饮食评价		得分
11. 每日几餐	1 餐，0 分	
	2 餐，1 分	
	3 餐，2 分	
12. 蛋白质摄入量 每日至少 1 次乳制品（牛奶、奶酪或酸奶） 每周 2 次或以上豆类或蛋类 每日摄入肉、鱼或禽类	0～1 个回答肯定，0 分	
	2 个回答肯定，0.5 分	
	3 个回答肯定，1 分	
13. 每日食用 2 次或以上蔬菜 / 水果	否，0 分	
	是，1 分	
14. 近 3 个月来是否因食欲缺乏、消化问题、咀嚼或吞咽困难而出现摄入减少？	食欲严重减退，0 分	
	食欲重度减退，1 分	
	食欲轻度减退或没有变化，2 分	
15. 每日饮水量，包括水、果汁、牛奶、咖啡和茶等（一杯约为 240 mL）	少于 3 杯，0 分	
	3～5 杯，0.5 分	
	大于 5 杯，1 分	
16. 进食方式	完全需要他人帮助，0 分	
	可自行进食，但稍有困难，1 分	
	可自行进食，无任何困难，2 分	
自身评价		得分
17. 是否认为自己有营养问题	营养不良，0 分	
	不确定，1 分	
	营养良好，2 分	
18. 与同龄人相比，认为自身的营养状况	不如同龄人，0 分	
	不清楚，0.5 分	
	一样好，1 分	
	比同龄人好，2 分	

（2）微型营养评定简表（MNA-SF）：2001 年鲁宾斯坦（Rubenstein）等人开发了微型营养评定简表，将 18 个项目精简为 6 个项目（表 6.12）。总分≥ 11 分，提示营养状况良好；总分＜ 11 分，提示营养不良。

表 6.12　微型营养评定简表

指标	0 分	1 分	2 分	3 分
近 3 个月体重丢失	＞ 3 kg	不知道	1～3 kg	无
BMI	＜ 19	19 ≤ BMI ＜ 21	21 ≤ BMI ＜ 23	≥ 23

指标	0分	1分	2分	3分
近3个月有应激或急性疾病	是	否	—	—
活动能力	卧床	能活动但不愿意	外出活动	—
精神疾病	严重痴呆/抑郁	轻度痴呆	没有	—
近3个月有食欲缺乏、消化不良、咀嚼/吞咽困难等	食欲严重减退	食欲轻度减退	无此类症状	—

（3）营养风险筛查-2002（NRS-2002）：营养风险筛查-2002由欧洲肠内肠外营养学会（ESPEN）于2003年制定。该量表结合疾病严重程度、营养状态及年龄3个方面进行风险筛查，适用于住院的老年人。该评估量表分为疾病严重程度和营养状态受损两部分，每部分评定为4级，评分为0～3分，总分为0～6分（表6.13）。总分≥3分有营养不良的风险，需要制订营养支持计划；总分＜3分，每周进行评估。

表6.13　营养风险筛查-2002

姓名		性别		年龄		身高		体重		BMI	
疾病诊断									科室		
住院日期			手术日期				测试日期				
营养风险筛查-2002：　　分											
疾病严重程度（＝营养需要量增加）		0分（没有）		正常营养需要量							
		1分（轻度）		髋关节骨折、慢性疾病急性发作或有并发症（肝硬化、慢性阻塞性肺疾病、血液透析、糖尿病、一般恶性肿瘤患者）							
		2分（中度）		腹部大手术、脑卒中、重症肺炎、血液恶性肿瘤							
		3分（重度）		颅脑损伤、骨髓移植、急性生理与慢性健康评分（APACHE）＞10分的重症加强护理病房（ICU）患者							
小结：疾病严重程度评分　　分											
营养状态受损		0分（没有）		营养状态正常							
		1分（轻度）		3个月内体重丢失＞5%，或食物摄入比正常需要量低25%～50%							
		2分（中度）		一般情况差或2个月内体重丢失＞5%，或食物摄入比正常需要量低50%～75%							
		3分（重度）		BMI＜18.5且一般情况差，或1个月内体重丢失＞5%（或3个月内体重下降＞15%），或前1周食物摄入比正常需要量低75%～100%							
小结：营养状态受损评分　　分											
年龄评分				年龄＞70岁总评分加1分							
小结：总评分　　分											

以上常用的老年人营养不良评估方法及评估量表能有效地筛查和评估将要发生营养不良或已经处于营养不良危险状况的老年人，是对老年人进行营养评估的有效工具，但

是由于老年人群的特殊性，如何更科学、更合理、更人性化地对老年人进行定期营养筛查与评估，有待继续探索和研究。

三、营养不良的评估结果及应用

老年人营养支持需要进行全面细致地筛查和评估，遵循先评估后应用、肠内营养优先、肠内营养联合肠外营养、发挥药理营养素的治疗作用及严密监测、预防并发症5个原则，根据老年人的综合情况选择合适的营养支持方案。

（1）食物品种要丰富，搭配合理，做到餐餐有蔬菜，特别注意多选深色叶菜（如油菜、青菜、菠菜、紫甘蓝等）。尽可能选择不同种类的水果，每种食用量少些，但种类多一些；不应用蔬菜替代水果。

（2）补充充足的蛋白质，摄入足够量的动物性食物，总量应争取达到平均每日120～150 g，畜、禽、蛋、鱼、虾等交替食用，其中鱼40～50 g，畜禽肉40～50 g，蛋类40～50 g。推荐每日饮用300～400 mL牛奶或蛋白质含量相当的奶制品。保证食用充足的大豆类制品，达到平均每日摄入相当于15 g大豆所含蛋白质的推荐水平。

（3）食物宜清淡、软烂，烹调多采用焖、炖、蒸、煮等方法；少食多餐，避免暴饮暴食；食物温度要适宜，不宜过热过冷。

（4）要积极进行身体锻炼，特别是户外活动，有助于保持老年人心肺、运动和神经系统功能。定期开展健康体检和营养状况测评，能够及时掌握老年人的营养和健康状况，有针对性地实施个体膳食改善。

 知识链接

老年人营养小知识

2022年"全国老年健康宣传周"的主题是"改善老年营养，促进老年健康"，为此，中国营养协会制定的《中国居民膳食指南（2022）》中专门有针对老年人的营养提出的平衡准则。按照该指南，老年人应保持适宜体重、定期体检，BMI控制在20～26.9比较好。如果BMI超出范围，则应在饮食和身体活动方面进行适度调整，使体重平缓回到正常范围，不应采取极端措施让体重在短时间内产生大幅度变化。

任务五　压疮的评估

【案例导入】

　　李爷爷，89岁，因肺炎、心力衰竭入院，神志清楚，感觉障碍，反应迟钝，卧床，消瘦，精神、食欲差，体温高，出汗多，虚弱，活动无力。其既往有糖尿病、原发性高血压、冠心病等病史，血糖控制差，双髋、骶尾可见可逆性红斑。

　　请问：1. 李爷爷存在的压疮风险因素有哪些？

　　　　　2. 李爷爷的压疮评估得分是多少？

一、压疮概述

　　压疮又称为压力性损伤，是长期卧床、久坐轮椅老年人的常见问题。随着老龄化社会的发展，压疮的发生率呈现上升趋势。压疮一旦发生，不仅增加躯体疼痛、感染机会，还可延长住院时间，加重家庭负担，甚至可能威胁到生命。

（一）压疮的概念

　　压疮是指身体局部组织长期受压，从而引起血液循环障碍，持续的缺血、缺氧、营养不良而造成的局限性组织破损和坏死。

（二）压疮的好发部位

　　压疮好发生于身体受压和缺少脂肪组织保护的骨骼隆突处，体位不同，好发部位也不同。

1. 侧卧位

　　压疮好发于耳廓、肩峰、肋骨、髋部、膝关节的内外侧及踝关节的内外踝（图6.2A）。

2. 仰卧位

　　压疮好发于枕骨、肩胛部、肘部、脊椎体隆突处、骶尾部及足跟部（图6.2B）。

3. 俯卧位

　　压疮好发于面颊部、耳廓、肩部、女性乳房、男性生殖器、髂嵴、膝部及足尖处（图6.2C）。

4. 坐位

　　压疮好发于坐骨结节处（图6.2D）。

（三）压疮的分期及表现

　　美国国家压疮顾问委员会、欧洲压疮顾问委员会和泛太平洋压力损伤联盟于2014年发布的《压疮的预防与治疗：快速参考指南》和《压疮的预防与治疗：临床实践指南》，

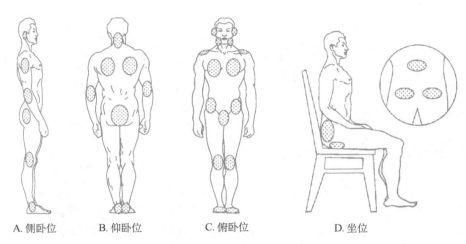

A. 侧卧位　　　　B. 仰卧位　　　　　C. 俯卧位　　　　　　D. 坐位

图 6.2　压疮好发部位图

将压疮进行了如下分期。

1. Ⅰ期

出现指压不变白的红斑，局部皮肤完好，表现为红肿热痛或麻木，解除压力 30 min 后，皮肤颜色不能恢复正常，若及时去除诱因，为可逆性改变。

2. Ⅱ期

部分皮层缺失，真皮层暴露，伤口有红色或粉红色湿润，也可表现为完整的或者破损的水泡。无肉芽组织、腐肉、焦痂。

3. Ⅲ期

全层皮肤缺失，溃疡处常常可见脂肪、肉芽组织和伤口边缘内卷，可见腐肉或焦痂。无筋膜、肌肉、肌腱、韧带、软骨或骨暴露。

4. Ⅳ期

全层皮肤和组织缺失，可见或可直接触及黏膜、肌肉、肌腱、韧带、软骨或骨骼；可见腐肉和焦痂。

5. 不可分期

全层皮肤和组织缺失，由于被腐肉和 / 或焦痂覆盖，不能确认组织缺失程度。

6. 可疑深层组织损伤

压疮局部完整或破损的皮肤出现不变白的深红色、栗色或紫色，或表皮分离呈现黑色的伤口床或充血水疱，深色皮肤的颜色表现可能不同。

（四）压疮的评估目的

压疮的评估是管理压疮的基础，压疮危险因素的评估是预防压疮的关键性步骤。及时、客观、综合、动态、有效地进行压疮风险评估，判断危险因素，识别压疮发生的高危人群及确定易患部位，了解压疮发生发展的规律，提高照护人员对压疮危险因素的认识和进行皮肤风险评估的能力，对压疮高危人群制订并采取个体化预防措施是非常重要的。

二、压疮的评估工具及使用方法

（一）压疮危险因素的评估

完整的评估包括压疮的发生时间、持续时间、危险因素、伤口护理、健康问题、用药情况、心理健康、行为、认知状况、社会和经济状况等。通常情况下，根据老年人不同的卧位，重点观察骨骼突出及其皮肤部位的受压情况，有无潮湿、压红及压红消退时间、水疱、破溃、感染等；同时需要了解老年人全身状态、躯体功能活动、皮肤营养状况等相关因素；另外也需要评估老年人的年龄、营养及基础性疾病等。评估压疮高危人群及诱发和加重压疮的因素，是老年人预防压疮的前提。

（二）压疮评估的常用量表

预防压疮的第一步是准确评估压疮的风险。选择合适的评估量表对老年人发生压疮的风险进行准确评估，能够有效筛选高危人群，从而积极主动地预防压疮，降低压疮的发生率。目前常用的压疮危险因素评估工具有 Braden 量表、Norton 量表和 Waterlow 量表。

1. Braden 量表

Braden 量表简便易行，应用广泛，该量表包括感觉、潮湿、活动力、移动力、营养、摩擦力或剪切力 6 个项目，总分为 6~23 分，总分越低，发生压疮的危险性越高（表 6.14）。总分 ≤ 18 分，提示老年人有发生压疮的危险；总分 ≤ 12 分，提示有高度危险，建议采取预防措施或者上报给医护人员。

表 6.14　Braden 量表

项目	1分	2分	3分	4分
感觉：对压力相关不适的感受能力	完全受限	非常受限	轻度受限	未受损
潮湿：皮肤暴露于潮湿环境的程度	持续潮湿	潮湿	有时潮湿	很少潮湿
活动力：身体活动程度	限制卧床	坐位	偶尔行走	经常行走
移动力：改变和控制体位的能力	完全无法移动	严重受限	轻度受限	未受限
营养：日常食物摄取状态	非常差	可能缺乏	可能充足	丰富
摩擦力或剪切力	有问题	有潜在问题	无明显问题	—

2. Norton 量表

Norton 量表也是临床上压疮风险评估广泛应用的工具之一，其主要适用于老年人。Norton 量表将压疮危险因素分为身体状况、精神状况、行走能力、活动能力和失禁情况 5 种情况（表 6.15）。总分为 5~20 分，总分越低，发生压疮的危险性越高。总分 ≤ 14 分，提示老年人有发生压疮的危险，采用一般预警，并采取有效预防措施；总分 ≤ 12 分，提示有高度危险；总分 ≤ 8 分，提示老年人有发生压疮的极高度危险，需要采取特别预警，填写"压疮预警报告表"上交，需要专业人员现场查看或组织造口伤口护理小组会诊，制订及落实个体化的预防措施。该量表欠缺营养评估，因此使用时需要额外增加营养的评估项目。

表 6.15　Norton 量表

危险要素	分值	评估说明	得分
身体状况	4	良好：身体状况稳定，看起来很健康，营养状态很好	
	3	尚好：身体状况大致稳定，看起来健康尚可	
	2	虚弱：身体状况不稳定，看起来健康尚可	
	1	非常差：身体状况危险，急性病容	
精神状况	4	清醒：对人物、事件、地点、方向感非常清楚，对周围事物敏感	
	3	淡漠：对人物、事件、地点、方向感只有 2～3 项清楚，反应迟钝、被动	
	2	谵妄：对人物、事件、地点、方向感只有 1～2 项清楚，经常对答不切题	
	1	昏迷：常常不能回答，嗜睡	
行走能力	4	可走动的：能独立走动，包括使用手杖或扶车	
	3	需要协助：无人协助则无法走动	
	2	依赖轮椅：由于病情或医嘱，仅能坐上轮椅并以轮椅代步	
	1	卧床：因病情或医嘱限制留在床上	
活动能力	4	完全自主：可随心所欲、独立移动，能控制四肢	
	3	轻微受限：可移动、控制四肢，但需他人稍微协助才能变换体位	
	2	非常受限：无人协助下无法变换体位，移动时能稍微主动用力，肢体轻瘫、痉挛	
	1	完全受限：无能力移动，不能变换体位	
失禁情况	4	无失禁：大小便完全自控（除了诊断性试验）或已留置尿管，无大便失禁	
	3	偶尔失禁：24 h 内出现 1～2 次小便或大便失禁（与轻泻剂或灌肠无关），留置尿套或尿管但能控制大便	
	2	经常失禁：在过去 24 h 内有 3～6 次小便失禁或腹泻	
	1	完全失禁：无法控制大小便，24 h 内有 7～8 次失禁发生	
总分			

3. Waterlow 压疮风险评估量表

该量表包括体型、控制排便的能力、皮肤类型、年龄、性别、移动度、饮食、组织、神经缺陷、手术和特殊用药 11 个条目。得分越高，压疮风险越大（表 6.16）。总分 < 10 分为无危险，≥ 10 分为危险，其中 10～14 分为轻度危险，15～19 分为高度危险。

表 6.16　Waterlow 压疮风险评估量表

条目	定义	分值
1. 体型	正常体重：体重在标准体重 ×（1±10%）以内	0
	超过正常：体重为标准体重 ×（1+10%）～标准体重 ×（1+20%）	1
	肥胖：体重高于标准体重 ×（1+20%）	2
	低于正常：体重低于标准体重 ×（1−10%）	3

条目		定义	分值
2. 控制排便的能力		完全控制或导尿：指大小便完全能控制或留置导尿管	0
		偶尔失禁：指大小便基本能控制，偶尔有大小便失禁	1
		小便／大便失禁：指小便／大便失禁，或有腹泻	2
		大小便失禁：指大小便均失禁	3
3. 皮肤类型		健康，皮肤颜色、弹性、湿度等正常	0
		纸样、干燥、水肿、潮湿、温度升高，出现其中任一项	1
		变色	2
		破损或有斑点	3
4. 年龄		14～49 岁	1
		50～64 岁	2
		65～74 岁	3
		75～80 岁	4
		＞80 岁	5
5. 性别		男	1
		女	2
6. 移动度		自如：指意识清楚，活动自如	0
		烦躁：指意识模糊，烦躁不安，不自主活动多	1
		淡漠：意识淡漠，活动少	2
		受限：不能主动变换体位	3
		乏力或牵引：活动障碍或治疗措施限制活动，如牵引治疗	4
		坐轮椅：主活动能力受限，需要长期使用轮椅等工具	5
7. 饮食		良好：指进餐种类、次数、量等正常	0
		差：指食欲差、进餐量和种类少	1
		置胃管或纯流质饮食：指只能进流质饮食或通过胃管注入饮食	2
		禁食或厌食：指不能或不愿进食	3
8. 组织		吸烟	1
		贫血	2
		心力衰竭或外周血管疾病	5
		组织营养不良，如恶病质	8
9. 神经缺陷		糖尿病、多发性硬化、脑血管意外、运动感觉缺陷、瘫痪	4～6
		腰以下的骨科手术或脊柱手术，手术时间＞2 h	5
10. 手术		手术时间＞6 h	8
11. 特殊用药		长期应用细胞毒性药物或使用大剂量类固醇、抗炎药	4

三、压疮的评估结果及应用

根据压疮的影响因素及老年人自身特点评估压疮，不同的评估结果需要采取相应的护理措施进行干预。

（一）压疮的预防

压疮管理的关键是预防，消除危险因素。

1. 避免局部组织长期受压

长期卧床的老年人至少每 2 h 翻身 1 次，床头抬高不超过 30°，减少抬高时间，半卧位时防止身体下滑，减少剪切力的发生。30° 的侧卧位比 90° 更有利于分散压力、降低皮肤受损的可能；长时间坐轮椅的老年人尽量在 1 h 以内变换体位。

2. 避免摩擦及潮湿

对于长期卧床的老年人，协助其更换体位时，应将老年人的身体抬离床面、座椅、便器等，切忌拖、拉、推的动作；汗液、尿液、粪便、渗出液等会引起潮湿刺激导致皮肤浸渍，削弱皮肤角质层的屏障作用，导致皮肤受损，所以在照护过程中要保持老年人皮肤干燥。

3. 改善营养状况

照护人员要全面评估老年人的营养状况，适当给予富含蛋白质、糖类、维生素、微量元素的食物，或适量给予营养补充剂。对于不能正常进食的老年人，要考虑胃肠外营养，适量补充水分，防止脱水对老年人造成的压疮。

4. 健康教育

教会照护人员在照护时做到"六勤"，即勤观察、勤翻身、勤按摩、勤擦洗、勤整理及勤更换，严格细致地交接老年人的局部皮肤情况。照护人员需要学习预防压疮的有效措施、压疮的基本知识和皮肤评估的简单方法，以便及时发现问题。

（二）压疮的护理及治疗

压疮的护理及治疗采用局部治疗和全身治疗相结合的方式，包括感染控制、清创术与伤口清洁、敷料选用及物理疗法。

1. 感染控制

对确诊感染、疑似感染或疑似严重细菌定植的压疮，需要根据创面细菌培养及药物敏感实验结果选择带有表面活性剂和 / 或抗菌剂的清洗液。清洗时须避免交叉感染、窦道、潜行或瘘管的处理。对于免疫缺陷、供血障碍和全身败血症期间未采用抗生素治疗的老年人应慎重清创。

2. 清创术与伤口清洁

清创术是为了去除坏死组织、分泌物和伤口代谢产生的废物。伤口清洁是通过清除细菌、分泌物、脓液等促进创面愈合并防止感染。清创及清洁伤口等要注意无菌操作。

3. 敷料选用

常用的敷料包括水胶体敷料、透明膜敷料、水凝胶敷料、藻酸盐敷料、泡沫敷料、阴离子敷料、硅胶敷料等。使用时需要根据创面湿性环境的特性、伤口渗出物的性状和量、创面基底组织状况、压疮情况等进行选择。

4. 物理疗法

临床上采用紫外线、红外线、频谱仪、氧疗等治疗或辅助治疗压疮。

任务六　睡眠障碍的评估

【案例导入】

王奶奶，72 岁，有 2 年原发性高血压病史，大专文化程度，退休前是工程师。王奶奶近 4 年来逐渐出现入睡困难、易醒等症状，记忆力下降，近 1 个月出现幻觉；测血压为 150/90 mmHg。其目前神志清楚，语言表达流利，近期记忆减退明显。

请问：如何对王奶奶进行睡眠状况的评估？

一、睡眠障碍概述

老年人的睡眠质量随着年龄的增长和身体功能的衰退而下降，因此老年人会出现不同类型的睡眠障碍。睡眠障碍严重危害老年人的身心健康和安全，长期反复的睡眠障碍也会影响老年人原发病的治疗和康复，加重或诱发某些躯体疾病，是威胁老年人身心健康及生活质量的重要因素。

（一）睡眠障碍的概念

睡眠障碍是指睡眠的解剖部位发生病变或生理功能紊乱引起睡眠时间或睡眠质量异常，或者睡眠时发生某些临床症状，不能有长时间连续睡眠，次日感到精力不充沛。

（二）睡眠障碍常见的类型

1. 失眠

失眠是睡眠障碍中最常见的一种类型，表现为入睡困难、多醒或早醒，常伴有焦虑、抑郁或恐惧心理。当老年人出现反复失眠时，其就会对失眠产生恐惧心理，白天过分关注睡眠的不良后果，晚上就寝后会感到紧张，担心不能入睡，容易形成恶性循环。长期失眠容易引起心烦意乱、疲乏无力，甚至头痛、多梦、多汗、记忆力减退、认知功能降低等。

2. 嗜睡

嗜睡是指在睡眠量充足的情况下，白天睡眠过多或者醒来达到完全觉醒状态的过渡时间延长。嗜睡导致老年人睡眠紊乱，不受控制的短时间嗜睡（发作性睡眠）会导致老年人出现跌倒现象，表现为肌张力部分或者全部丧失，容易造成严重的跌伤。

3. 不宁腿综合征

不宁腿综合征是指老年人在夜间睡眠中出现不愉快的躯体感觉，表现为双下肢有难以描述的虫蠕动感、刺痛感、麻木感、肿胀感或深部发痒，并引起全身不安的感觉。常见病因有尿毒症、缺铁性贫血、叶酸缺乏、风湿性关节炎、帕金森病、代谢性疾病等。

4. 睡眠呼吸暂停综合征

睡眠呼吸暂停综合征是指夜间 7 h 睡眠中呼吸暂停，反复发作 30 次以上，每次 10 s

以上；或整夜睡眠期平均每小时呼吸暂停和低通气次数大于 5 次。主要表现为睡眠时观察到呼吸暂停、日间嗜睡、打鼾等。

5. 心因性失眠

明显的个人心理因素引起的睡眠时间和质量的变化，表现为入睡困难、易醒早醒、浅睡多梦，甚至彻夜失眠。

（三）老年人睡眠障碍的影响因素

1. 生理因素

老年人由于中枢神经系统结构和功能的变化，睡眠调节功能下降，睡眠时间和睡眠结构也会发生相应的变化。

2. 病理因素

某些疾病会引起或者加重老年人的睡眠障碍，如脑血管疾病、阿尔茨海默病、帕金森病、抑郁症、心力衰竭、慢性阻塞性肺疾病、前列腺增生等。

3. 心理因素

老年人的性格、社会角色、家庭角色、精神负担、重大生活事件等因素也会引起心理负担加重，从而影响睡眠质量，表现为入睡困难、易醒早醒、浅睡多梦，甚至彻夜不眠。

4. 其他因素

如客观环境的变化、物理性因素（如声、光）的刺激、药物副作用等也会影响老年人的睡眠质量。

（四）睡眠障碍的后果

睡眠障碍严重危害老年人的身心健康和安全，长期的睡眠障碍还会降低其生活质量，导致精神疾病和跌倒的发生，从而直接或间接地增加医疗资源的消耗，甚至影响老年人的寿命。

（五）睡眠障碍评估的目的

评估睡眠障碍，发现影响老年人睡眠的影响因素，有针对性地进行照护或者治疗，可以帮助老年人提高睡眠质量。睡眠质量是衡量个体生活质量的重要标志，可以预防其他老年综合征的发生。

二、睡眠障碍的评估内容及方法

（一）睡眠史

向老年人或其家庭成员询问老年人的上床时间、起床时间、入睡时间、睡眠保持、睡眠觉醒周期，以及睡眠障碍的类型、严重程度及对白天活动的影响等内容。

（二）睡眠日记

睡眠日记监测是最实用、最经济和应用最广泛的睡眠评估方法之一，可以追踪老年人较长时间内的睡眠特点，准确地了解老年人的睡眠情况。记录的内容可以包括上床时间、起床时间、睡眠潜伏期、夜间醒来次数和持续时间、打盹、助眠药物的使用和白天的功能状态等。

（三）自评量表

1. 匹兹堡睡眠质量指数量表（PSQI）

PSQI 由美国匹兹堡大学精神科医生伯伊斯（Buysse）博士等于 1989 年编制，主要用于评估受试者的主观睡眠质量。国内刘贤臣等于 1996 年将该量表译成中文，并用于临床研究。PSQI 用于评估受试者最近 1 个月的睡眠质量，量表由 10 个自评条目和 5 个他评条目组成。其中，10 个自评条目可以组合，包括睡眠质量、入睡时间、睡眠时间、睡眠效率、睡眠障碍、催眠药物、日间功能 7 个因子。每个因子按 0～3 分等级计分，各因子得分总和为 PSQI 总分，5 个他评项目不参与计分。PSQI 总分为 21 分，得分越高，表示睡眠质量越差；总分＞7 分，表明存在睡眠问题（表 6.17、表 6.18）。

表 6.17　匹兹堡睡眠质量指数量表

指导语：下面一些问题是关于您最近 1 个月的睡眠状况的，请选择或填写最符合您实际情况的答案。

1. 近 1 个月，晚上上床睡觉通常是____点
2. 近 1 个月，从上床到入睡通常需要____min
3. 近 1 个月，通常早上____点起床
4. 近 1 个月，每夜通常实际睡眠____h（不等于卧床时间）
5. 近 1 个月，因下列情况影响睡眠而烦恼（对下列问题请选择 1 个最适合您的答案）
（1）入睡困难（不能在 30 min 内入睡） A. 无；B. ＜1 次 / 周；C.1～2 次 / 周；D. ≥3 次 / 周
（2）夜间易醒或早醒 A. 无；B. ＜1 次 / 周；C.1～2 次 / 周；D. ≥3 次 / 周
（3）夜间上厕所 A. 无；B. ＜1 次 / 周；C.1～2 次 / 周；D. ≥3 次 / 周
（4）呼吸不畅 A. 无；B. ＜1 次 / 周；C.1～2 次 / 周；D. ≥3 次 / 周
（5）咳嗽或鼾声高 A. 无；B. ＜1 次 / 周；C.1～2 次 / 周；D. ≥3 次 / 周
（6）感觉冷 A. 无；B. ＜1 次 / 周；C.1～2 次 / 周；D. ≥3 次 / 周
（7）感觉热 A. 无；B. ＜1 次 / 周；C.1～2 次 / 周；D. ≥3 次 / 周
（8）做噩梦 A. 无；B. ＜1 次 / 周；C.1～2 次 / 周；D. ≥3 次 / 周
（9）疼痛不适 A. 无；B. ＜1 次 / 周；C.1～2 次 / 周；D. ≥3 次 / 周
（10）其他影响睡眠的事情 A. 无；B. ＜1 次 / 周；C.1～2 次 / 周；D. ≥3 次 / 周 如有，请说明：_____
6. 近 1 个月，总的来说，您认为自己的睡眠质量 A. 很好；B. 较好；C. 较差；D. 很差
7. 近 1 个月，您用药物催眠的情况 A. 无；B. ＜1 次 / 周；C.1～2 次 / 周；D. ≥3 次 / 周
8. 近 1 个月，您常感到困倦吗？ A. 无；B. ＜1 次 / 周；C.1～2 次 / 周；D. ≥3 次 / 周

（续表）

9. 近 1 个月，您做事情的精力不足吗？ A. 没有；B. 偶尔有；C. 有时有；D. 经常有
10. 近 1 个月有无下列情况（请询问同室睡眠者）
（1）高声打鼾 　A. 无；B. ＜1 次 / 周；C.1～2 次 / 周；D. ≥3 次 / 周
（2）睡眠中较长时间的呼吸暂停（呼吸憋气）现象 　A. 无；B. ＜1 次 / 周；C.1～2 次 / 周；D. ≥3 次 / 周
（3）睡眠中腿部抽动或痉挛 　A. 无；B. ＜1 次 / 周；C.1～2 次 / 周；D. ≥3 次 / 周
（4）睡眠中出现不能辨认方向或模糊的情况 　A. 无；B. ＜1 次 / 周；C.1～2 次 / 周；D. ≥3 次 / 周
（5）睡眠中存在其他影响睡眠的特殊情况 　A. 无；B. ＜1 次 / 周；C.1～2 次 / 周；D. ≥3 次 / 周

表 6.18　匹兹堡睡眠质量指数量表的计分方法

项目名称	内容	0分	1分	2分	3分
睡眠质量	条目 6	A	B	C	D
入睡时间	条目 2 和 5（1）累计，条目 2 ≤ 15 min 计 0 分，16～30 min 计 1 分，31～60 min 计 2 分，＞60 min 计 3 分；条目 5（1）中 A、B、C、D 分别计为 0 分、1 分、2 分、3 分	0 分	1～2 分	3～4 分	5～6 分
睡眠时间	条目 4	＞7 h	6～7 h（含 6 h）	5～6 h	＜5 h
睡眠效率	条目 4/（条目 3–条目 1）×100%	＞85%	75%～84%	65%～74%	＜65%
睡眠紊乱	条目 5（2）～5（10）计分累计，每个条目中 A、B、C、D 分别计为 0 分、1 分、2 分、3 分	0 分	1～9 分	10～18 分	19～27 分
用助眠药	条目 7	A	B	C	D
日间功能状况	条目 8 和条目 9 累计，条目 8 和条目 9 中 A、B、C、D 分别计为 0 分、1 分、2 分、3 分	0 分	1～2 分	3～4 分	5～6 分

2. 阿森斯失眠量表

阿森斯失眠量表是临床常用的睡眠障碍的评估量表之一，适用于测试过去 1 个月的睡眠情况，共 8 个测试项目，按 0～3 分进行 4 级评分（表 6.19）。总分 0～4 分，无睡眠障碍；总分 4～6 分，为可疑失眠；总分 6 分以上，为失眠。得分越高，睡眠质量越差。

表 6.19　阿森斯失眠量表
（以下问题如果 1 周出现 3 次，就需要进行评测）

项目	0分	1分	2分	3分	得分
1. 入睡时间（关灯后到睡着的时间）	没问题	轻微延迟	显著延迟	延迟严重或没有睡觉	
2. 夜间苏醒	没问题	轻微影响	显著影响	严重影响或没有睡觉	

（续表）

项目	0分	1分	2分	3分	得分
3. 比期望的时间早醒	没问题	轻微提早	显著提早	严重提早或没有睡觉	
4. 总睡眠时间	足够	轻微不足	显著不足	严重不足或没有睡觉	
5. 总睡眠质量（无论睡多长）	满意	轻微不满	显著不满	严重不满或没有睡觉	
6. 白天情绪	正常	轻微低落	显著低落	严重低落	
7. 白天身体功能（体力或精神）	足够	轻微影响	显著影响	严重影响	
8. 白天思睡	无思睡	轻微思睡	显著思睡	严重思睡	

注：总分小于4分，无睡眠障碍；总分在4～6分，为可疑失眠；总分6分以上，为失眠。

3. 多导睡眠图

多导睡眠图是目前国际公认的评估睡眠的"金标准"，可以同步了解被测试者的脑电图、眼球运动、肢体运动、心电图等多项参数，了解被试者的睡眠时间、睡眠结构和睡眠进程。但是多导睡眠图并不适用于有认知障碍的老年人。

三、睡眠障碍的评估结果及应用

根据阿森斯失眠量表评估结果，总分小于4分表示无睡眠障碍，总分在4～6分为可疑失眠，总分6分以上为失眠。对评估后确定有睡眠障碍的老年人，照护人员需要和老年人共同努力，密切配合，一起解决睡眠问题。

（一）创设良好氛围，注重环境调适

营造温馨舒适的睡眠环境；增加交流，减少陌生感；合理调配照护项目和时间，减少干扰睡眠的因素。

（二）培养良好的生活习惯，讲究睡眠卫生

1. 调整饮食结构

良好的饮食结构及饮食习惯有助于改善睡眠，保证营养均衡，合理膳食，多食用高蛋白、高维生素食物。

2. 睡前避免进食，避免阅读或观看刺激性读物或视频

不要在睡前进食，特别是浓茶、咖啡、酒精饮品等对神经有兴奋作用的食物；睡前保持心情平和，不阅读或观看引起情绪波动的读物或视频。

（三）建立良好的睡眠行为

维持正常的睡眠活动周期，限制床上活动，不在床上吸烟、看电视、看手机等。指导老年人睡前采用助眠的措施，如洗温水澡、泡脚，按摩足背、足底，听轻音乐、催眠曲等。

（四）积极治疗原发病，减轻躯体不适

细致观察老年人病情，仔细分析，遵医嘱为老年人提供合理化的个性照护服务。

（五）使用药物

去除外源性因素仍无法入睡的老年人，睡前遵医嘱给予药物辅助睡眠。告知老年人睡前服药的最佳时间及方法，避免更改药物剂量，做好健康宣教，有效遵医嘱使用药物，

促进睡眠。

（六）心理照护

照护人员需要有良好的沟通技巧，耐心倾听老年人的心理诉求，提供安全感和信任感；需要协助老年人获得必要的社会支持，协调家庭关系，消除老年人的顾虑，帮助其摆脱由心理压力造成的睡眠障碍。

 知识链接

睡眠小知识

人的一生中有 1/3 的时间在睡眠中度过，充足的睡眠是保证人体健康的重要条件。据世界卫生组织报道，全球范围内约有 27% 的人存在睡眠障碍；按照这个比例，我国有超过 3 亿人存在睡眠问题。为了提高公众对睡眠的重视，国际精神卫生组织将每年的 3 月 21 日定为"世界睡眠日"，旨在提醒人们要时刻关注睡眠健康和睡眠质量。2023 年世界睡眠日中国的主题是"良好睡眠 健康之源"。

任务七　尿失禁的评估

 【案例导入】

王爷爷，82 岁，前列腺增生 20 余年，平时服用药物控制。近日，其自行停药后，出现夜尿增多、尿频、排尿不尽感。

请问：1. 王爷爷排尿存在什么问题？

2. 应对王爷爷进行哪些评估？

一、尿失禁概述

尿失禁问题会给个人、家庭、社会造成沉重负担，应该得到全社会的关注。据统计，我国 30% 以上成年女性存在尿失禁的问题，大部分与膀胱或盆底肌功能障碍有关，通常由怀孕、分娩或绝经引起。男性也会发生尿失禁，与前列腺增大或前列腺癌手术、放疗期间尿控机制受损有关。由于文化理念、经济水平等因素，许多人觉得尿失禁难以启齿，或者觉得尿失禁"不要命，不严重"，长期忍受其带来的痛苦，严重影响身心健康。此外，尿失禁严重影响出行、社交，甚至被称为"社交癌"，许多人因此不愿意出门，有的甚至因为尿失禁出现紧张、焦虑、自卑，个人尊严感、自由感、生活满意度降低。

（一）尿失禁的概念

国际尿控协会将尿失禁定义为任何非自主性的漏尿行为，也就是排尿失去控制的行为。

（二）尿失禁的分类

常见的尿失禁有 5 种，分别为压力性尿失禁、反射性尿失禁、急迫性尿失禁、功能性尿失禁和溢出性尿失禁，其中以压力性尿失禁、急迫性尿失禁和溢出性尿失禁常见。

各种尿失禁的临床表现见项目二任务十。

（三）尿失禁发生的影响因素

很多因素都可以导致或者加重尿失禁，如绝经、超重或肥胖、疾病、药物、心理因素、活动受限和认知障碍等。

（四）尿失禁的后果

轻度的尿失禁可以用护垫吸收，不会影响日常生活。症状严重者会影响生活、社交，甚至会引起精神抑郁。尿失禁最大的影响是对生活质量的影响，可直接地反映到精神层面和社交层面，同时会增加其他老年综合征的风险，如压疮。精神层面上，尿失禁会加重抑郁、焦虑，造成老年人不合群，对任何事情失去兴趣；同时，对尿失禁老年人的照护，更容易引起疲倦，也会增加家庭的经济负担，从长远意义上来说社会经济压力也增加了。

（五）尿失禁评估的目的

通过评估尿失禁的各种原因、尿失禁的类型及程度，了解排尿功能及其预后，判断生活自理能力，可以根据评估结果制订治疗、照护、康复计划，同时还可以通过评估评定治疗、照护的效果，指导医护选择合理的干预措施，最终恢复健康或维持健康，从而提高生活质量。

二、尿失禁的评估内容及方法

对尿失禁准确的评估是治疗和照护尿失禁老年人的首要前提。

（一）一般评估

1. 既往史

了解尿失禁发生及持续时间，以及是否伴有意识障碍、泌尿系统感染、盆底肌松弛、膀胱或尿道括约肌张力减弱、膀胱肿瘤、脊髓损伤等病史。了解老年人日常生活自理情况及生活习惯等。

2. 现病史

询问老年人是否有尿频、尿急、滴尿、溢尿的情况及其进展程度和诱因，了解老年人心理状况及亲朋好友对其关心程度。了解家庭经济状况，家庭成员是否和睦，老年人的人际关系如何等。

3. 用药史

询问老年人是否用过某些镇静药、利尿药等。

（二）身体评估

检查神智、精神状况，会阴部有无红肿、破溃现象等。

（三）国际尿失禁咨询委员会尿失禁问卷表简表

国际尿失禁咨询委员会尿失禁问卷表简表（ICI-Q-SF）主要用来调查尿失禁的发生率和尿失禁对老年人的影响程度（表6.20）。

表6.20　国际尿失禁咨询委员会尿失禁问卷表简表

提示语：请老年人仔细回想近4周来的症状，尽可能回答以下问题。

1. 您的出生日期：	
2. 性别：	
3. 您漏尿的次数（在空格内打√）	分数
□ 从来不漏尿	0
□ 1周大约漏尿1次或经常不到1次	1
□ 1周漏尿2次或3次	2
□ 每日大约漏尿1次	3
□ 每日漏尿数次	4
□ 一直漏尿	5

（续表）

4. 我们想知道您认为自己漏尿的量是多少。在通常情况下，您的漏尿量是多少（不管您是否使用了防护用品）?（在空格内打√）	分数
□ 不漏尿	0
□ 少量漏尿	2
□ 中等量漏尿	4
□ 大量漏尿	6
5. 总体上看，漏尿对您日常生活影响程度如何？	
请在 0～10 之间（表示没有影响到有很大影响）的某个数字上画圈 　0　　1　　2　　3　　4　　5　　6　　7　　8　　9　　10 没有影响　　　　　　　　　　　　　　　　　有很大影响	
ICI-Q-SF 评分（把第 3—5 题的分数相加）：_____分	
6. 什么时候发生漏尿？（请在与您情况相符合的那些□内打√）	
□ 从不漏尿	
□ 未能到达厕所就会有尿液漏出	
□ 在咳嗽或打喷嚏时漏尿	
□ 在睡着时漏尿	
□ 在活动或体育运动时漏尿	
□ 在小便完和穿好衣服时漏尿	
□ 在没有明显理由的情况下漏尿	
□ 在所有时间内漏尿	

注：把第 3—5 题的分数相加即为总分。0 分，无症状，不需要任何处理；1～7 分，轻度尿失禁，不需要佩戴尿垫，在医生或康复师指导下进行自控训练。8～14 分，中度尿失禁，需要佩戴尿垫，可进行物理治疗或手术治疗。15～21 分，重度尿失禁，严重影响正常生活和社交活动，建议到专科医院或老年病医院进行系统治疗。

（四）国际前列腺症状评分表

国际前列腺症状评分表（IPSS）最早由美国泌尿学会（AUA）制定，评估者通过向老年人询问表中相关问题来确定尿失禁的严重程度。该表包括 7 个问题，每个问题包括 6 个选项，分别记为 0～5 分（表 6.21）。将 7 个问题得分相加为总分，范围为 0～35 分。总分 0～7 分为轻度尿失禁，8～19 分为中度尿失禁，20～35 分为重度尿失禁。该表适用于合并前列腺增生的老年人，也被广泛用于所有尿失禁者。

表 6.21　国际前列腺症状评分表

在过去 1 个月，您是否有以下症状？	无	少于 1/5	少于半数	大约半数	多于半数	几乎总是	评分
1. 排尿不尽感	0 分	1 分	2 分	3 分	4 分	5 分	
2. 排尿后 2 h 内又要排尿	0 分	1 分	2 分	3 分	4 分	5 分	

（续表）

在过去1个月，您是否有以下症状？	无	少于1/5	少于半数	大约半数	多于半数	几乎总是	评分
3. 排尿过程中有中断后又开始	0分	1分	2分	3分	4分	5分	
4. 排尿不能等待	0分	1分	2分	3分	4分	5分	
5. 有尿线变细现象	0分	1分	2分	3分	4分	5分	
6. 感觉排尿费力	0分	1分	2分	3分	4分	5分	
7. 夜间睡后排尿次数	无	1次	2次	3次	4次	>4次	
	0分	1分	2分	3分	4分	5分	

（五）尿垫试验

通过使用尿垫，观察1h内漏尿导致尿垫重量增加的情况来判断尿失禁的程度。试验开始前称重清洁尿垫并记录重量。试验步骤如下。

（1）请老年人排空膀胱并戴上尿垫。

（2）15 min内喝完500 mL无钠液体；步行30 min，包括上下楼梯；剩下的时间做以下活动：从座位站起来10次，使劲咳嗽10次，原地跑步1 min，弯腰拾起地上小物体5次，流水洗手1 min。

（3）取出尿垫，指导老年人将尿排进收集装置。记录排尿量并称重尿垫。尿垫试验结束时称重尿垫（单位：g），减去清洁尿垫的重量，记录漏尿的重量（1 g相当于1 mL尿液）。

（4）结果判断：1 h漏尿量≤1 g，为轻度尿失禁；1 g＜1 h漏尿量＜10 g，为中度尿失禁；10 g≤1 h漏尿量＜50 g，为重度尿失禁；1 h漏尿量≥50 g，为极重度尿失禁。

注意：① 尿垫增重＞1 g，为阳性；② 尿垫增重＞2 g，注意有无称重误差、出汗和阴道分泌物；③ 尿垫增重＜1 g，提示基本干燥或试验误差。

如果尿垫湿透饱和请取出尿垫，更换另一条新尿垫。避免试验期间自主排尿，如果有尿急尽可能地延迟排尿。如果试验期间必须排尿，需要记录试验的持续时间和排尿量，并根据需要安排老年人进行另一次试验。

三、尿失禁的评估结果及应用

（一）评估尿失禁的严重程度

根据收集的尿失禁资料评估老年人尿失禁的严重程度。不同的量表对尿失禁的评估有不同的标准，根据老年人的具体情况选择不同的工具进行评估，尽量做到多学科共同参与，评估时要细致、全面。

（二）尿失禁的照护

1.健康教育

很多老年人对尿失禁的认识不足，因此需要对存在尿失禁误区的老年人进行健康教育。

（1）尿失禁是件很尴尬的事情，不能让外人知道：尿失禁需要及时治疗，应该寻求专业的医护人员进行系统治疗和照护，听从专业人员的指导。

（2）尿失禁不能预防：随着年龄的增长，尿失禁发病率增加，但早期预防是可以防止尿失禁发生或者推迟尿失禁发生的。

（3）尿失禁时减少水分摄入：日常生活中减少液体的摄入，不但不能缓解尿失禁，反而可以造成尿浓缩，刺激膀胱引发失禁，更严重的会造成电解质失衡引发更严重的疾病。因此，对于尿失禁的患者来说，每日摄入液体量应达 2 000 mL。在饮水时间上，尽量不要一次性摄入大量液体；对于夜尿频繁的老年人，可以减少睡前饮水量。

（4）尿失禁不需要治疗：很多老年人认为尿失禁不需要治疗，从而错过了早期尿失禁治疗的黄金时间，而实际上尿失禁从发现开始就应该咨询和就医，防止症状发展。80% 的尿失禁可以在早期干预下治愈。

2. 心理照护

尿失禁可以造成身体的异味，反复的尿路感染，给生活带来许多不便，也使得尿失禁老年人更容易出现孤僻、抑郁、丧失自尊或与社会脱离的情况，从这个意义上也有人把尿失禁称为"社交癌"，可见它对患有此症状的人造成的心理负担有多重。患有尿失禁的老年人期望得到别人的理解和帮助，医务人员、照护人员及家属应该理解和尊重老年人，给予安慰、开导和鼓励，使其树立恢复健康的信心，积极配合治疗与照护。

3. 皮肤照护

尿失禁很容易造成皮肤的炎症、溃烂、继发感染，因此及时用温水清洗会阴部的皮肤，保持会阴部皮肤清洁干燥，减少异味，减轻尿液对皮肤的刺激作用，是预防尿失禁并发症的最好方法。

4. 重建排尿功能——凯格尔运动

凯格尔运动是由美国的阿诺德·凯格尔医师提出的重复收缩、舒张部分骨盆肌来锻炼的方法。运动前要排空膀胱，选择合适的体位，可以平躺，也可以坐在凳子上，或者站立进行，保持呼吸通畅，尽量不屏气。指导老年人利用阻止流动中的尿液的方法找到需要收缩的盆底肌。先慢慢收缩盆底肌，再缓缓放松，每次 10 s 左右，连续 10 遍，每日进行 5～10 次，以不感到疲劳为宜。

5. 采用照护用具

（1）护垫、纸尿裤：是用于尿失禁最为普遍也最为安全的方法。但要注意皮肤照护，每次更换纸尿裤时用温水清洗会阴和臀部，预防湿疹及压疮的发生。

（2）避孕套式尿袋：选择适合阴茎大小的避孕套使用，避免过松脱落或过紧造成皮肤黏膜损伤，切忌使用胶布类粘贴物固定，避免引流管弯曲打折，保持引流通畅，每天早晚摘下避孕套清洗阴茎及会阴部，涂抹皮肤黏膜保护剂，再重新使用避孕套式尿袋。

（3）保鲜袋法：适用于男性尿失禁，使用时选择标有卫生许可证、生产日期、保质期的保鲜袋。烦躁不安者不宜使用。

（4）尿壶：女性可以紧贴会阴区接取尿液，男性使用更方便。

（5）留置导尿：插入尿管进行导尿，注意保持尿道口清洁，每日消毒 2 次尿道口。

任务八 大便失禁的评估

 【案例导入】

　　王奶奶，81 岁，2 年前因心脏瓣膜病住院准备手术，术前常规口服华法林。服药到第 6 天时，王奶奶出现双下肢乏力，无法站立，大小便溢出，有排便意识，但不能控制，同时出现焦虑情绪，拒绝进食及各种治疗。

　　请问：如何评估王奶奶大便失禁的程度？

一、大便失禁概述

　　普通人群大便失禁的发生率为 1%～2.2%，随着年龄的增长，大便失禁的发生率会增加。大便失禁会给老年人造成身体和精神上的痛苦，严重地影响老年人及其家庭照护人员的生活质量，并带来极大困扰。

（一）大便失禁的概念

　　大便失禁是每日出现至少 2 次不受控制的排便和排气，是各种原因引起的具有多种病理、生理基础的一种综合征。

（二）大便失禁的分类

1. 按照大便失禁的程度分类

　　（1）不完全失禁：肛门可以控制干便排出，但对稀便、气体失去控制能力。

　　（2）完全失禁：肛门对干便、稀便和气体均不能控制，肛门闭合不严，咳嗽、走路、下蹲、睡眠时常有粪便黏液外流，肛门处持续潮湿，甚至出现瘙痒等症状。

2. 按照大便失禁的病因分类

　　（1）肌源性大便失禁：肛门内外括约肌和肛提肌等肌肉缺失、松弛或张力降低引起的大便失禁。

　　（2）神经源性大便失禁：由神经功能障碍或损伤引起的排便失禁，如脑卒中、认知症等均可引起大便失禁。

　　（3）功能性大便失禁：无神经源性损害和结构异常，临床上出现持续至少 1 个月反复发作的大便失禁。

3. 按照大便失禁的性质分类

　　（1）感觉性肛门失禁：肛管括约肌的形态正常，但直肠下段感觉缺失，如脊髓或大脑中枢神经功能障碍导致的肛门失禁；或由直肠顺应性过低、大便次数严重增多所引起的肛门失禁。

　　（2）运动型肛门失禁：主要为肛管外括约肌的损伤破坏了肛管直肠环，不能随意控制大便而致的肛门失禁。

（三）大便失禁的好发人群

老年人机体生理功能衰退，肛门内外括约肌松弛，更容易发生大便失禁；女性发生的大便失禁较男性多见，经产妇则更多；危重患者，昏迷及截瘫患者，肛门括约肌张力下降，直肠顺应性下降，直肠感觉功能受损或几个因素共同作用容易引起大便失禁。

（四）大便失禁的影响因素

1. 生理及病理因素

（1）神经系统疾病产生的失禁，包括认知症晚期、脑动脉硬化、脑萎缩、脑栓塞、脑外伤、脑肿瘤等。

（2）会阴部外伤、肛门直肠疾病、先天性肛门直肠畸形等，还有部分老年人因年老体衰，括约肌功能减弱，括约肌松弛无力而产生部分大便失禁现象。

2. 心理及其他因素

大便失禁还可以由紧张、恐惧等不良心理因素引起，有些习惯改变也可以引起大便失禁。另外，性别不同也会有不同的影响因素，女性最危险的大便失禁因素是产伤，如高龄、多胎、器械助产、Ⅲ度会阴撕裂涉及肛门括约肌的撕裂伤；对男性来说，最危险的大便失禁因素是肛管手术伤及内外括约肌损伤。

（五）大便失禁的后果

大便失禁粪便流出，污染内裤、被褥；肛门及肛门周围皮肤经常潮湿、糜烂、疼痛瘙痒、发生湿疹样改变。会阴部经常受到粪水刺激，出现溃疡及疼痛感；甚至造成局部或全身的感染，严重影响生活质量。长期的大便失禁也增加了照护人员的负担，造成医疗资源的消耗。

（六）大便失禁评估的目的

大便失禁给老年人带来很多问题，包括身体、精神、家庭经济负担等多方面。因此详细地询问病史，评估引起大便失禁的影响因素和大便失禁的严重程度，从而了解大便失禁对老年人生活质量的影响，可为确定诊断和制订治疗、照护方法提供可靠依据。

二、大便失禁的评估内容及方法

（一）一般评估

1. 既往史

了解大便失禁发生及持续时间，是否伴有意识障碍、消化系统感染、肛门括约肌张力减弱、膀胱肿瘤、脊髓损伤等病史。了解老年人日常生活自理情况及生活习惯等。

2. 现病史

询问老年人排便的自控能力、有无便意、每日大便的次数、自我护理的条件等；了解老年人心理状况及亲朋好友对其关心程度；了解家庭经济状况，家庭成员是否和睦，老年人的人际关系如何等。

3. 用药史

询问老年人是否用过某些镇静药、麻醉药等。

（二）身体评估

身体评估一般包括检查神智、精神状况，肛门周围有无红肿、破溃现象等。

（三）大便失禁程度评估量表

大便失禁改良 Wexner 评分量表简单、可靠、敏感，目前被广泛地应用于对大便失禁程度的评估（表6.22）。该量表用于评估过去4周内大便排出的性质，包括固体、液体、气体、是否需衬垫及对生活的影响。每周至少评估1次，遇到病情变化时随时评估。

表6.22　大便失禁改良 Wexner 评分量表

评分项目	从不	很少	有时	经常	总是
固体	0分	1分	2分	3分	4分
液体	0分	1分	2分	3分	4分
气体	0分	1分	2分	3分	4分
衬垫	0分	1分	2分	3分	4分
对生活的影响	0分	1分	2分	3分	4分

大便失禁改良 Wexner 评分量表中，从不表示过去4周内没有；很少表示过去4周内发生1次；有时表示过去4周内发生次数大于1次，但在1周内发生次数小于1次；经常表示每周发生次数大于1次，但每日发生次数小于1次；总是表示每日发生次数大于1次。

总分判定结果0分，代表能完全控制；1～3分，代表能良好控制；4～8分，代表轻度失禁；9～14分，代表中度失禁；15～18分，代表重度失禁；19～20分，代表完全失禁。

三、大便失禁的评估结果及应用

（一）为确定诊断和制订治疗方法提供可靠依据

对控制良好的大便失禁老年人，每日有规律的作息包括定时饮水和排便；对较严重的大便失禁老年人，需要多学科团队共同会诊处理。

（二）大便失禁的照护

1.失禁相关性皮炎

失禁相关性皮炎表现为红斑、水肿、浸渍、剥脱、破损、丘疹和水疱。伤口的边界通常不清晰，呈弥散状，伴有瘙痒或疼痛及继发性真菌感染。失禁性皮炎有时会和一、二期压疮的表现相似，但失禁性皮炎发生的区域不在骨突部位，通常呈弥散状，发生在一些皮肤褶皱处。因此在皮肤尚未出现严重的问题时，就应该采取必要的预防措施，主要有温水皮肤清洗、皮肤滋润、皮肤保护剂的使用。

2.皮肤照护

大便后一定要及时更换一次性尿垫（裤）；必要时使用肛门塞，可将肛门塞置于肛直肠交界处，定时取出；每次处理完大便后，涂抹软膏保护老年人的肛周皮肤，常用的软膏有鞣酸软膏、凡士林软膏、二甲硅油软膏、氧化锌软膏等。

3.饮食照护

老年人需要加强营养，增加膳食中膳食纤维的含量。膳食纤维不会被机体吸收，但可以增加粪便的体积，刺激肠蠕动，有助于恢复肠道功能，加强排便的规律性，有效改善大便失禁情况。

4. 运动照护

对认知能力好、有自控能力的老年人可做腹肌和盆底肌的训练。教会老年人做提肛运动，即指导老年人吸气时收缩会阴部和肛门肌肉并屏住呼吸保持 5～10 s，呼气时再放松，循环往复。会阴部及肛门部肌肉的收缩放松过程计数为 1 次，每日做 200～300 次，每组练习 30 次，每日练习 3～5 组，或依据身体状况和训练效果增量或减量，需要持之以恒，最少坚持半年才有效。

5. 腹部照护

腹部冷刺激会使肠蠕动加快，应注意腹部保暖及调整老年人衣物。可以用热水袋热敷，温热刺激可减少肠蠕动；避免腹部按摩、压迫等机械性刺激，以减少肠蠕动。

思考题

1. 跌倒的评估量表有哪些？
2. 老年疼痛的评估内容有哪些？
3. 如何帮助咀嚼或吞咽困难的老年人进食？
4. 如何评估营养不良？
5. 结合《中国居民膳食指南（2022）》，思考老年人如何预防营养不良。
6. 思考如何评估大小便失禁，并针对大小便失禁的老年人预防压疮。

参考文献

［1］宋岳涛.老年综合评估［M］.2版.北京：中国协和医科大学出版社，2019.

［2］高云鹏，胡军生，肖健.老年心理学［M］.北京：北京大学出版社，2013.

［3］王晓秋，孙颖心.老年心理辅导师实务培训［M］.北京：高等教育出版社，2022.

［4］雷慧，岑慧红.精神科护理学［M］.4版.北京：人民卫生出版社，2018.

［5］埃里克·埃里克森，琼·埃里克森，海伦·克福尼克.整合与完满：埃里克森论老年［M］.北京：中国人民大学出版社，2021.

［6］贺义平，田小彪.文化心理视角下我国老年人养老方式选择的影响因素分析［M］.中小企业管理与科技，2021（3）：122-123.

［7］罗楠.老年人精神文化生活质量的影响因素研究［J］.戏剧之家，2020（6）：220.

［8］潘芳，官锐园.老年心理健康评定量表汇编［M］.济南：山东大学出版社，2021.

［9］童玉林.贫困与城乡老年人心理健康：社会支持的调节作用研究［M］.北京：社会科学文献出版社，2022.

［10］吴仕英，肖洪松.老年综合健康评估［M］.成都：四川大学出版社，2015.

［11］伊向仁.老年多维健康评估工具［M］.济南：山东大学出版社，2021.

［12］张伟新，王港，刘颂.老年心理学概论［M］.2版.南京：南京大学出版社，2020.

［13］周大鸣.文化人类学概论［M］.广州：中山大学出版社，2009.

［14］王志稳.老年健康评估［M］.北京：中央广播电视大学出版社，2017.

［15］胡亦新，余小平.中国老年医疗照护：技能篇（常见疾病和老年综合征）［M］.北京：人民卫生出版社，2017.

［16］皮红英，张立力.中国老年医疗照护：技能篇（日常生活和活动）［M］.北京：人民卫生出版社，2019.

［17］刘成玉.健康评估［M］.4版.北京：人民卫生出版社，2018.

［18］姚月荣，王秀琴，王芃.老年健康评估［M］.武汉：华中科技大学出版社，2021.

［19］赵文星.老年人综合能力评估［M］.北京：人民卫生出版社，2022.

附录

《老年人能力评估规范》附录 B 见附表 1—附表 5。

附表 1 老年人能力评估指标

一级指标	二级指标
自理能力	进食、修饰、洗澡、穿/脱上衣、穿/脱裤子和鞋袜、小便控制、大便控制、如厕
基础运动能力	床上体位转移、床椅转移、平地行走、上下楼梯
精神状态	时间定向、空间定向、人物定向、记忆、理解能力、表达能力、攻击行为、抑郁症状、意识水平
感知觉与社会参与	视力、听力、执行日常事务、使用交通工具外出、社会交往能力

附表 2 自理能力指标和评分

序号	自理能力指标	指标说明	评分及说明
1	进食	使用适当的器具将食物送入口中并咽下	4分：独立使用器具将食物送进口中并咽下，没有呛咳
			3分：在他人指导或提示下完成，或独立使用辅具，没有呛咳
			2分：进食中需要少量接触式协助，偶尔（每月一次及以上）呛咳
			1分：在进食中需要大量接触式协助，经常（每周一次及以上）呛咳
			0分：完全依赖他人协助进食，或吞咽困难，或留置营养管
2	修饰	洗脸、刷牙、梳头、刮脸、剪指（趾）甲等	4分：独立完成，不需要协助
			3分：在他人指导或提示下完成
			2分：需要他人协助，但以自身完成为主
			1分：主要依靠他人协助，自身能给予配合
			0分：完全依赖他人协助，且不能给予配合
3	洗澡	清洗和擦干身体	4分：独立完成，不需要协助
			3分：在他人指导或提示下完成
			2分：需要他人协助，但以自身完成为主
			1分：主要依靠他人协助，自身能给予配合
			0分：完全依赖他人协助，且不能给予配合

（续表）

序号	自理能力指标	指标说明	评分及说明
4	穿/脱上衣	穿/脱上身衣服、系衣扣、拉拉链等	4分：独立完成，不需要他人协助
			3分：在他人指导或提示下完成
			2分：需要他人协助，但以自身完成为主
			1分：主要依靠他人协助，自身能给予配合
			0分：完全依赖他人协助，且不能给予配合
5	穿/脱裤子和鞋袜	穿/脱裤子、鞋袜等	4分：独立完成，不需要他人协助
			3分：在他人指导或提示下完成
			2分：需要他人协助，但以自身完成为主
			1分：主要依靠他人协助，自身能给予配合
			0分：完全依赖他人协助，且不能给予配合
6	小便控制	控制和排出尿液的能力	4分：可自行控制排尿，排尿次数、排尿控制均正常
			3分：白天可自行控制排尿次数，夜间出现排尿次数增多、排尿控制较差，或自行使用尿布、尿垫等辅助用物
			2分：白天大部分时间可自行控制排尿，偶尔出现（每日＜1次，但每周＞1次）尿失禁，夜间控制排尿较差，或他人少量协助使用尿布、尿垫等辅助用物
			1分：白天大部分时间不能控制排尿（每日≥1次，但尚非完全失控），夜间出现尿失禁，或他人大量协助使用尿布、尿垫等辅助用物
			0分：小便失禁，完全不能控制排尿，或留置导尿管
7	大便控制	控制和排出粪便的能力	4分：可正常自行控制大便排出
			3分：有时出现（每周＜1次）便秘或大便失禁，或自行使用开塞露、尿垫等辅助用物
			2分：经常出现（每日＜1次，但每周＞1次）便秘或大便失禁，或他人少量协助使用开塞露、尿垫等辅助用物
			1分：大部分时间均出现（每日≥1次）便秘或大便失禁，但尚非完全失控，或他人大量协助使用开塞露、尿垫等辅助用物
			0分：严重便秘或者完全大便失禁，需要依赖他人协助排便或清洁皮肤
8	如厕	上厕所排泄大小便，并清洁身体[a]	4分：独立完成，不需要他人协助
			3分：在他人指导或提示下完成
			2分：需要他人协助，但以自身完成为主
			1分：主要依靠他人协助，自身能给予配合
			0分：完全依赖他人协助，且不能给予配合

注：[a] 评估中强调排便前解开裤子、完成排便后清洁身体、穿上裤子。

附表3　基础运动能力指标和评分

序号	基础运动能力	指标说明	评分及说明
1	床上体位转移	卧床翻身及坐起躺下	4分：独立完成，不需要他人协助
			3分：在他人指导或提示下完成
			2分：需要他人协助，但以自身完成为主
			1分：主要依靠他人协助，自身能给予配合
			0分：完全依赖他人协助，且不能给予配合
2	床椅转移	从坐位到站位，再从站位到坐位的转换过程	4分：独立完成，不需要他人协助
			3分：在他人指导或提示下完成
			2分：需要他人协助，但以自身完成为主
			1分：主要依靠他人协助，自身能给予配合
			0分：完全依赖他人协助，且不能给予配合
3	平地行走	双脚交互的方式在地面行动，总是一只脚在前[a]	4分：独立平地步行50 m左右，不需要协助，无跌倒风险
			3分：能平地步行50 m左右，存在跌倒风险，需要他人监护或指导，或使用拐杖、助行器等辅助工具
			2分：在步行时需要他人少量扶持协助
			1分：在步行时需要他人大量扶持协助
			0分：完全不能步行
4	上下楼梯	双脚交替完成楼梯台阶连续的上下移动	3分：可独立上下楼梯（连续上下10~15个台阶），不需要协助
			2分：在他人指导或提示下完成
			1分：需要他人协助，但以自身完成为主
			0分：主要依靠他人协助，自身能给予配合；或者完全依赖他人协助，且不能给予配合

注：[a] 包括他人辅助和使用辅助工具的步行。

附表4　精神状态指标和评分

序号	精神状态指标	指标说明	评分及说明
1	时间定向	知道并确认时间的能力	4分：时间观念（年、月）清楚，日期（或星期几）可相差一天
			3分：时间观念有些下降，年、月、日（或星期几）不能全部分清（相差两天或以上）
			2分：时间观念较差，年、月、日不清楚，可知上半年或下半年或季节
			1分：时间观念很差，年、月、日不清楚，可知上午、下午或白天、夜间
			0分：无时间观念

（续表）

序号	精神状态指标	指标说明	评分及说明
2	空间定向	知道并确认空间的能力	4分：能在日常生活范围内单独外出，如在日常居住小区内独自外出购物等
			3分：不能单独外出，但能准确知道自己日常生活所在地的地址信息
			2分：不能单独外出，但知道较多有关自己日常生活的地址信息
			1分：不能单独外出，但知道较少自己居住或生活所在地的地址信息
			0分：不能单独外出，无空间观念
3	人物定向	知道并确认人物的能力	4分：认识长期共同一起生活的人，能称呼并知道关系
			3分：能认识大部分共同生活居住的人，能称呼或知道关系
			2分：能认识部分日常同住的亲人或照护者等，能称呼或知道关系等
			1分：只认识自己或极少数日常同住的亲人或照护者等
			0分：不认识任何人（包括自己）
4	记忆	短时、近期和远期记忆能力	4分：总是能保持与社会、年龄所适应的记忆能力，能完整的回忆
			3分：出现轻度的记忆紊乱或回忆不能（不能回忆即时信息，3个词语经过5 min后仅能回忆0～1个）
			2分：出现中度的记忆紊乱或回忆不能（不能回忆近期记忆，不记得上一顿饭吃了什么）
			1分：出现重度的记忆紊乱或回忆不能（不能回忆远期记忆，不记得自己的老朋友）
			0分：记忆完全紊乱或者完全不能对既往事物进行正确的回忆
5	理解能力	理解语言信息和非语言信息的能力（可借助平时使用助听设备等），即理解别人的话	4分：能正常理解他人的话
			3分：能理解他人的话，但需要增加时间
			2分：理解有困难，需频繁重复或简化口头表达
			1分：理解有严重困难，需要大量他人帮助
			0分：完全不能理解他人的话
6	表达能力	表达信息能力，包括口头的和非口头的，即表达自己的想法	4分：能正常表达自己的想法
			3分：能表达自己的需要，但需要增加时间
			2分：表达需要有困难，需频繁重复或简化口头表达
			1分：表达有严重困难，需要大量他人帮助
			0分：完全不能表达需要

（续表）

序号	精神状态指标	指标说明	评分及说明
7	攻击行为	身体攻击行为（如打/踢/推/咬/抓/摔东西）和语言攻击行为（如骂人、语言威胁、尖叫）^a	1分：未出现
			0分：近一个月内出现过攻击行为
8	抑郁症状	存在情绪低落、兴趣减退、活力减退等症状，甚至出现妄想、幻觉、自杀念头或自杀行为^b	1分：未出现
			0分：近一个月内出现过负性情绪
9	意识水平	机体对自身和周围环境的刺激做出应答反应的能力程度，包括清醒和持续的觉醒状态^c	2分：神志清醒，对周围环境能做出正确反应
			1分：嗜睡，表现为睡眠状态过度延长。当呼唤或推动老年人的肢体时可唤醒，并能进行正确的交谈或执行指令，停止刺激后又继续入睡；意识模糊，注意力涣散，对外界刺激不能清晰地认识，空间和时间定向力障碍，理解力迟钝，记忆力模糊和不连贯
			0分：昏睡，一般的外界刺激不能使其觉醒，给予较强烈的刺激时可有短时的意识清醒，醒后可简短回答提问，当刺激减弱后又很快进入睡眠状态；或者昏迷，意识丧失，随意运动丧失，对一般刺激全无反应

注：^a 长期的行为状态。
　　^b 长期的负性情绪。
　　^c 处于昏迷状态者，直接评定为重度失能。

附表5　感知觉与社会参与指标和评分

序号	感知觉与社会参与指标	指标说明	评分及说明
1	视力	感受存在的光线并感受物体的大小、形状的能力。在个体最好的矫正视力下进行评估	2分：视力正常
			1分：能看清楚大字体，但看不清书报上的标准字体；视力有限，看不清报纸大标题，但能辨认物体
			0分：只能看到光、颜色和形状；完全失明
2	听力	能辨别声音的方位、音调、音量和音质的有关能力（可借助平时使用助听设备等）	2分：听力正常
			1分：在轻声说话或说话距离超过2 m时听不清；正常交流有些困难，须在安静的环境或大声说话时才能听到
			0分：讲话者大声说话或说话很慢，才能部分听见；完全失聪

（续表）

序号	感知觉与社会参与指标	指标说明	评分及说明
3	执行日常事务	计划、安排并完成日常事务，包括但不限于洗衣服、小金额购物、服药管理	4分：能完全独立计划、安排和完成日常事务，无须协助
			3分：在计划、安排和完成日常事务时需要他人监护或指导
			2分：在计划、安排和完成日常事务时需要少量协助
			1分：在计划、安排和完成日常事务时需要大量协助
			0分：完全依赖他人进行日常事务
4	使用交通工具外出	—	3分：能自己骑车或搭乘公共交通工具外出
			2分：能自己搭乘出租车，但不会搭乘其他公共交通工具外出
			1分：当有人协助或陪伴，可搭乘公共交通工具外出
			0分：只能在他人协助下搭乘出租车或私家车外出；完全不能出门，或者外出完全需要协助
5	社会交往能力	—	4分：参与社会，在社会环境有一定的适应能力，待人接物恰当
			3分：能适应单纯环境，主动接触他人，初见面时难让人发现智力问题，不能理解隐喻语
			2分：脱离社会，可被动接触，不会主动接触他人，谈话中很多不适词句，容易上当受骗
			1分：勉强可与他人接触，谈吐内容不清楚，表情不恰当
			0分：不能与人交往